Ethical Hacking Unleashed:
A Comprehensive Guide for Students
നൈതിക ഹാക്കിങ് വിമോചിതം: വിദ്യാർത്ഥികൾക്കുള്ള സമഗ്ര ഗൈഡ്

Aditya Sharma

2

Copyright © [2024]

Title: Ethical Hacking Unleashed: A Comprehensive Guide for Students
Author's: Aditya Sharma

This book was printed and published by [Publisher's: **Aditya Sharma**] in [2024]

ISBN:

TABLE OF CONTENTS

Chapter1: Decoding the Digital Underworld: 14

- o Introduction to hacking and cyber threats
- o Different types of hackers and their motivations
- o The rise of ethical hacking and its importance
- o Introduction to the cyber kill chain

Chapter 2: Navigating the Digital Landscape: 23

- o Demystifying computer networks and operating systems
- o Understanding network protocols and communication channels
- o Introduction to cryptography and encryption
- o Exploring cloud computing and virtual environments

Chapter 3: Tools of the Trade: 33

- o Essential open-source and commercial hacking tools
- o Introduction to scripting languages for automation
- o Network analysis and vulnerability scanning tools
- o Password cracking and social engineering techniques

Chapter 10: The Future of Ethical Hacking: 110

- o Emerging trends and technologies in cybersecurity
- o Artificial intelligence and machine learning in hacking
- o The evolving threat landscape and new attack vectors

TABLE OF CONTENTS

അധ്യായം 4: എത്തിക്കൽ ഹാക്കറുടെ ചിന്താഗതി   42

- എത്തിക്കൽ ഹാക്കിങ്ങിലെ നിയമപരവും ധാർമികവുമായ പരിഗണനകൾ

- ഉത്തരവാദിത്തമുള്ള വിവരങ്ങൾ വെളിപ്പെടുത്തലും ദുർബലതാ റിപ്പോർട്ടിംഗ് മാർഗ്ഗനിർദ്ദേശങ്ങളും

- ഒരു പ്രൊഫഷണൽ എത്തിക്കൽ ഹാക്കിംഗ് പോർട്ട്ഫോളിയോ നിർമ്മിക്കുന്നു

- സൈബർ സുരക്ഷയിലും എത്തിക്കൽ ഹാക്കിങ്ങിലുമുള്ള കരിയർ അവസരങ്ങൾ

അധ്യായം 5: തിരിച്ചറിയലും കാൽപ്പാടുകളും   55

- ലക്ഷ്യ സിസ്റ്റങ്ങളെക്കുറിച്ചുള്ള വിവരങ്ങൾ ശേഖരിക്കുന്നു

- നിഷ്ക്രിയവും സജീവവുമായ തിരിച്ചറിയൽ സാങ്കേതികതകൾ

- സോഷ്യൽ മീഡിയയും ഓപ്പൺ സോഴ്സ് ഇന്റലിജൻസ് ശേഖരണവും

- ദുർബലതകളും സാധ്യതയുള്ള ആക്രമണ വെക്ടറുകളും തിരിച്ചറിയുന്നു

Chapter1: Decoding the Digital Underworld:

o Introduction to hacking and cyber threats

o Different types of hackers and their motivations

o The rise of ethical hacking and its importance

o Introduction to the cyber kill chain

Chapter1: Decoding the Digital Underworld:

അധ്യായം 1: ഡിജിറ്റൽ അധോലോകം മനസിലാക്കുന്നു

ഹാക്കിങ്ങിന്റെയും സൈബർ ഭീഷണികളുടെയും ലോകത്തേക്ക് സ്വാഗതം

ഇന്റർനെറ്റിന്റെ വ്യാപകമായ വ്യാപനത്തോടെ, ഡിജിറ്റൽ ലോകം നമ്മുടെ ജീവിതത്തിന്റെ അവിഭാജ്യ ഘടകമായി മാറിയിരിക്കുന്നു. ഓൺലൈനിൽ ബാങ്കിംഗ്, ഷോപ്പിംഗ്, സോഷ്യൽ മീഡിയ, വിദ്യാഭ്യാസം എന്നിവ പോലുള്ള പ്രവർത്തനങ്ങൾ നമ്മുടെ വിരൽത്തുമ്പിൽ ലഭ്യമാണ്. എന്നാൽ, ഈ സൗകര്യങ്ങളുടെ കൂടെ, സൈബർ സുരക്ഷയെ സംബന്ധിച്ച ആശങ്കകളും വർദ്ധിച്ചിരിക്കുന്നു. ഹാക്കിംഗ് എന്ന വാക്കു കേൾക്കുമ്പോൾ, കറുത്ത ടോപ്പിയും മുഖംമൂടിയും ധരിച്ച, കമ്പ്യൂട്ടറുകളിൽ അതിവേഗതയിൽ ടൈപ്പു ചെയ്യുന്ന കുറ്റവാളികളുടെ ചിത്രം നമ്മുടെ മനസ്സിൽ തെളിയുന്നു. എന്നാൽ, ഹാക്കിങ്ങിന്റെ ലോകം അതിനേക്കാൾ വൈവിധ്യവും സങ്കീർണവുമാണ്.

ഹാക്കിങ്ങിന്റെ അടിസ്ഥാനങ്ങൾ:

ഹാക്കിംഗ് എന്നാൽ കമ്പ്യൂട്ടർ സിസ്റ്റങ്ങളിലും നെറ്റ്‌വർക്കുകളിലും അനധികൃത പ്രവേശനം നേടുന്നതിനും അവയുടെ പ്രവർത്തനത്തെ സ്വാധീനിക്കുന്നതിനുമുള്ള പ്രവൃത്തിയാണ്. ഈ പ്രവേശനം നേടുന്നതിന് വിവിധ തന്ത്രങ്ങൾ ഉപയോഗിക്കാം, അവയിൽ ചിലത് ഇതാ:

- സോഷ്യൽ എഞ്ചിനീയറിംഗ്: ഇത് ആളുകളുടെ വിശ്വാസം നേടുന്നതിനും അവരിൽ നിന്ന് രഹസ്യ തകവൽ ചോർത്തുന്നതിനുമുള്ള മനഃശാസ്ത്രപരമായ തന്ത്രങ്ങളെ ഉൾപ്പെടുത്തുന്നു.

- ഫിഷിംഗ്: ഇത് വ്യാജ ഇമെയിലുകളോ വെബ് സൈറ്റുകളോ ഉപയോഗിച്ച് ഉപയോക്താക്കളുടെ ക്രെഡൻഷ്യലുകൾ മോഷ്ടിക്കുന്നതിനുള്ള തന്ത്രമാണ്.

- മാൽവെയർ: ഇത് നിങ്ങളുടെ കമ്പ്യൂട്ടറിലേക്ക് ഇൻസ്റ്റാൾ ചെയ്യപ്പെടുന്ന ദോഷകരമായ സോഫ്റ്റ് വെയറാണ്. ഇത് നിങ്ങളുടെ ഡാറ്റ മോഷ്ടിക്കാനോ, നിങ്ങളുടെ കമ്പ്യൂട്ടറിന്റെ നിയന്ത്രണം ഏറ്റെടുക്കാനോ ഉപയോഗിക്കാം.

- സീറോ-ഡേ ആക്രമണങ്ങൾ: ഇവ പുതിയ കണ്ടെത്തിയ ദുർബലതകളെ ഉപയോഗപ്പെടുത്തി നടത്തുന്ന ആക്രമണങ്ങളാണ്. ഈ ദുർബലതകൾ പാച്ചു ചെയ്യപ്പെടുന്നതിന് മുമ്പ് തന്നെ ഇത്തരം ആക്രമണങ്ങൾ നടക്കുന്നു.

ഹാക്കർമാരുടെ വൃത്യസ്ത ഇനങ്ങൾ: പ്രേരണകളും പ്രവൃത്തികളും

ഇന്റർനെറ്റിന്റെ ഇരുണ്ട ഗ്രഹത്തിൽ, "ഹാക്കർ" എന്ന പദം പലപ്പോഴും ഭീഷണിയുടെയും നിയമില്ലായ്മയുടെയും നിഴലിൽ മറഞ്ഞിരിക്കുന്നു. എന്നാൽ, ഈ ലോകം കറുപ്പും വെളുപ്പും മാത്രമല്ല, നിഴലുകളുടെയും ഗ്രേഡിയന്റുകളുടെയും ഒരു സ്പെക്ട്രം ഉൾക്കൊള്ളുന്നു. ഹാക്കർമാരുടെ ലക്ഷ്യങ്ങളും കഴിവുകളും വൃത്യസ്തമാണെന്നും അവരുടെ പ്രവൃത്തികൾ നന്മയ്ക്കോ തിന്മയ്ക്കോ വേണ്ടി ഉപയോഗിക്കാനാകുമെന്നും മനസ്സിലാക്കേണ്ടത് പ്രധാനമാണ്. അതിനാൽ, ഹാക്കർമാരുടെ വിവിധ ഇനങ്ങളെയും അവരുടെ പ്രേരണകളെയും നമുക്ക് പരിചയപ്പെടാം.

1. വൈറ്റ് ഹാറ്റ് ഹാക്കർമാർ (White Hat Hackers):

വൈറ്റ് ഹാറ്റ് ഹാക്കർമാർ നന്മയുടെ നൈറ്റ്സിൽ തിളങ്ങുന്നവരാണ്. അവർ തങ്ങളുടെ കഴിവുകൾ സുരക്ഷാ ദ്വാരങ്ങൾ കണ്ടെത്തി പരിഹരിച്ച് സിസ്റ്റങ്ങളെ ശക്തിപ്പെടുത്താൻ ഉപയോഗിക്കുന്നു. ഏതെങ്കിലും കമ്പനിയോ സംഘടനയോ അവരുടെ സുരക്ഷാ സംവിധാനങ്ങളുടെ ബലഹീനതകൾ കണ്ടെത്താൻ അവരെ നിയമപരമായി നിയമിക്കാം. പെനട്രേഷൻ ടെസ്റ്റിംഗ്, വൾണറബിലിറ്റി റിസർച്ച്, സെക്യൂരിറ്റി

കൺസൾട്ടിംഗ് എന്നിവയിലൂടെയാണ് അവർ പ്രവർത്തിക്കുന്നത്.

പ്രേരണകൾ: നൈതികത, സമൂഹത്തെ സംരക്ഷിക്കാനുള്ള ആഗ്രഹം, വെല്ലുവിളികളെ ഇഷ്ടപ്പെടുന്ന സ്വഭാവം.

2. ബ്ലാക്ക് ഹാറ്റ് ഹാക്കർമാർ (Black Hat Hackers):

ബ്ലാക്ക് ഹാറ്റ് ഹാക്കർമാർ തിന്മയുടെ പ്രതിനിധികളാണ്. അവർ തങ്ങളുടെ കഴിവുകൾ നിയമവിരുദ്ധ പ്രവൃത്തികൾക്കായി ഉപയോഗിക്കുന്നു, ഡാറ്റ മോഷ്ടിക്കുന്നു, സാമ്പത്തിക നേട്ടം കൈവരിക്കുന്നു, അല്ലെങ്കിൽ നാശം വിതയ്ക്കുന്നു. മാൽവെയർ ആക്രമണങ്ങൾ, ഫിഷിംഗ് തട്ടിപ്പ്, ഡാറ്റാ ലംഘനങ്ങൾ എന്നിവയ്ക്ക് അവർ ഉത്തരവാദികളാണ്.

നൈതിക ഹാക്കിങ്ങിന്റെ ഉദയവും പ്രാധാന്യവും

ഇന്റർനെറ്റിന്റെ വ്യാപകമായ വളർച്ചയോടെ, ഡാറ്റയുടെ സുരക്ഷയും സ്വകാര്യതയും ഇന്നത്തെ ഡിജിറ്റൽ ലോകത്തിലെ ഏറ്റവും വലിയ ആശങ്കകളിൽ ഒന്നായി മാറിയിരിക്കുന്നു. ഹാക്കർമാർ എന്ന പദം പലപ്പോഴും ഭീഷണിയുടെയും നിയമലംഘനത്തിന്റെയും പ്രതിരൂപമായി കാണപ്പെടുന്നു. എന്നിരുന്നാലും, ഈ ഇരുണ്ട ലോകത്തിനുള്ളിൽ, നന്മയുടെ പ്രകാശം ചൊരിയുന്ന ഒരു വിഭാഗം ഉണ്ട് - നൈതിക ഹാക്കർമാർ.

നൈതിക ഹാക്കിംഗ് എന്താണ്?

നൈതിക ഹാക്കിംഗ് എന്നത് കമ്പ്യൂട്ടർ സിസ്റ്റങ്ങളുടെയും നെറ്റ്‌വർക്കുകളുടെയും സുരക്ഷാ ദുർബലതകൾ കണ്ടെത്തി പരിഹരിക്കുന്നതിനുള്ള നിയമപരവും ധാർമികവുമായ പ്രവൃത്തിയാണ്. വൈറ്റ് ഹാറ്റ് ഹാക്കർമാർ എന്നും അറിയപ്പെടുന്ന നൈതിക ഹാക്കർമാർ, തങ്ങളുടെ കഴിവുകൾ സുരക്ഷാ ദ്വാരങ്ങൾ കണ്ടെത്തി അടച്ച് സിസ്റ്റങ്ങളെ കൂടുതൽ പ്രതിരോധശേഷിയുള്ളതാക്കാൻ ഉപയോഗിക്കുന്നു. പെനട്രേഷൻ ടെസ്റ്റിംഗ്, വൾണറബിലിറ്റി റിസർച്ച്, സെക്യൂരിറ്റി കൺസൾട്ടിംഗ് എന്നിവയിലൂടെയാണ് അവർ പ്രവർത്തിക്കുന്നത്.

നൈതിക ഹാക്കിങ്ങിന്റെ പ്രാധാന്യം എന്താണ്?

നൈതിക ഹാക്കിംഗ് ഇന്ന് ഡിജിറ്റൽ സുരക്ഷാ ലാൻഡ്സ്കേപ്പിൽ അനിവാര്യമാണ്. ഇതിന് നിരവധി പ്രധാന കാരണങ്ങളുണ്ട്:

- സൈബർ ആക്രമണങ്ങളുടെ വർദ്ധന: ഓരോ വർഷവും സൈബർ ആക്രമണങ്ങളുടെ എണ്ണം വർദ്ധിച്ചുകൊണ്ടിരിക്കുന്നു. 2023 ൽ മാത്രം, ലോകമെമ്പാടുമുള്ള കമ്പനികളും വ്യക്തികളും 84% സൈബർ ആക്രമണങ്ങൾക്ക് ഇരയായി. നൈതിക ഹാക്കർമാർ ഈ ആക്രമണങ്ങളെ തടയാൻ സഹായിക്കുകയും സിസ്റ്റങ്ങളെ കൂടുതൽ സുരക്ഷിതമാക്കുകയും ചെയ്യുന്നു.

- ഡാറ്റാ ലംഘനങ്ങളുടെ കൂടുതൽ ഭീഷണി: വ്യക്തിഗത വിവരങ്ങൾ ഉൾപ്പെടെയുള്ള സെൻസിറ്റീവ് ഡാറ്റ മോഷ്ടിക്കുന്ന ഡാറ്റാ ലംഘനങ്ങൾ പതിവായി സംഭവിക്കുന്നു. നൈതിക ഹാക്കർമാർ സിസ്റ്റങ്ങളിലെ ദുർബലതകൾ കണ്ടെത്തി പരിഹരിക്കുന്നതിലൂടെ ഡാറ്റാ ലംഘനങ്ങളുടെ സാധ്യത കുറയ്ക്കാൻ സഹായിക്കുന്നു.

- സുരക്ഷാ ബോധവൽക്കരണം: നൈതിക ഹാക്കർമാർ കമ്പനികളെയും വ്യക്തികളെയും സുരക്ഷാ പ്രശ്നങ്ങളെക്കുറിച്ച് ബോധവൽക്കുകയും മികച്ച സുരക്ഷാ നടപടികൾ സ്വീകരിക്കാൻ പ്രോത്സാഹിപ്പിക്കുകയും ചെയ്യുന്നു.

സൈബർ കിൽ ചെയിൻ: ഏഴ് ഘട്ടങ്ങൾ

1. റീകണസൻസ്: ആദ്യ ഘട്ടത്തിൽ, ഹാക്കർമാർ ആക്രമിക്കാൻ ലക്ഷ്യമിടുന്ന സിസ്റ്റത്തെക്കുറിച്ച് വിവരങ്ങൾ ശേഖരിക്കുന്നു. ഇതിൽ സിസ്റ്റത്തിന്റെ ഓപ്പറേറ്റിംഗ് സിസ്റ്റം, സോഫ്റ്റ്‌വെയർ, നെറ്റ്‌വർക്ക് ഘടന എന്നിവയെക്കുറിച്ചുള്ള വിവരങ്ങൾ ശേഖരിക്കൽ ഉൾപ്പെടുന്നു. ഹാക്കർമാർ സാധാരണയായി പബ്ലിക് റെക്കോർഡുകൾ, സോഷ്യൽ മീഡിയ ഡാറ്റ, ഫിഷിംഗ് ആക്രമണങ്ങൾ എന്നിവ ഉപയോഗിച്ചാണ് ഈ വിവരങ്ങൾ ശേഖരിക്കുന്നത്.

2. വെപണൈസേഷൻ: രണ്ടാമത്തെ ഘട്ടത്തിൽ, ഹാക്കർമാർ ആക്രമണത്തിനായി ഉപയോഗിക്കുന്ന മാൽവെയർ അല്ലെങ്കിൽ മറ്റ് ആയുധങ്ങൾ സൃഷ്ടിക്കുന്നു അല്ലെങ്കിൽ തിരഞ്ഞെടുക്കുന്നു. ഈ ആയുധങ്ങൾ സിസ്റ്റത്തിലെ ദുർബലതകൾ ചൂഷണം ചെയ്യാൻ രൂപകൽപ്പന ചെയ്തിരിക്കുന്നതാണ്.

3. ഡെലിവറി: മൂന്നാമത്തെ ഘട്ടത്തിൽ, ഹാക്കർമാർ ലക്ഷ്യ സിസ്റ്റത്തിലേക്ക് ആയുധം എത്തിക്കുന്നു. ഇമെയിൽ അറ്റാച്ച്മെന്റുകൾ, ഫിഷിംഗ് ലിങ്കുകൾ, ഡ്രൈവ്-ബൈ ഡൗൺലോഡുകൾ എന്നിവ ഉപയോഗിച്ചാണ് ഇത് പലപ്പോഴും ചെയ്യുന്നത്.

4. എക്സ്പ്ലോയിറ്റേഷൻ: നാലാമത്തെ ഘട്ടത്തിൽ, ഹാക്കർമാർ സിസ്റ്റത്തിലെ ദുർബലതകൾ ചൂഷണം ചെയ്ത് നിയന്ത്രണം നേടുന്നു. ഇതിൽ ബഫർ ഓവർഫ്ലോ ഫലിമങ്ങൾ, എസ്ക്യൂഎൽ ഇൻജJECTION അറ്റാക്കുകൾ, സീറോ-ഡേ ആക്രമണങ്ങൾ എന്നിവ ഉൾപ്പെടാം.

5. ഇൻസ്റ്റലേഷൻ: അഞ്ചാമത്തെ ഘട്ടത്തിൽ, ഹാക്കർമാർ സിസ്റ്റത്തിൽ മാൽവെയർ അല്ലെങ്കിൽ മറ്റ് ടൂളുകൾ ഇൻസ്റ്റാൾ ചെയ്യുന്നു.

Chapter 2: Navigating the Digital Landscape:

- Demystifying computer networks and operating systems
- Understanding network protocols and communication channels
- Introduction to cryptography and encryption
- Exploring cloud computing and virtual environments

Chapter 2: Navigating the Digital Landscape:

അധ്യായം 2: ഡിജിറ്റൽ ലാൻഡ്സ്കേപ്പിലൂടെ നാവിഗേറ്റുചെയ്യുന്നു

കമ്പ്യൂട്ടർ നെറ്റ്‌വർക്കുകളും ഓപ്പറേറ്റിംഗ് സിസ്റ്റങ്ങളും: നിഗൂഢത നീക്കം ചെയ്യുന്നു

നമ്മുടെ ഡിജിറ്റൽ ലോകം കമ്പ്യൂട്ടർ നെറ്റ് വർക്കുകളുടെയും ഓപ്പറേറ്റിംഗ് സിസ്റ്റങ്ങളുടെയും ഇഴചേർന്ന ഒരു നൂലിൽ നെയ് തെടുത്തതാണ്. ഈ അടിസ്ഥാനഘടന നമ്മൾ എങ്ങനെ ഇന്റർനെറ്റിൽ ബന്ധപ്പെടുകയും, ഫയലുകൾ പങ്കിടുകയും, ഗെയിമുകൾ കളിക്കുകയും, വിവരങ്ങൾ ആക്സസ ചെയ്യുകയും ചെയ്യുന്നു എന്നതിന് അത്യന്താപേക്ഷിതമാണ്. എന്നിരുന്നാലും, ഈ സങ്കീർണ സംവിധാനങ്ങൾ പലപ്പോഴും ഒരു കറുത്ത പെട്ടിയായി നിലനിൽക്കുന്നു, അവ എങ്ങനെ പ്രവർത്തിക്കുന്നുവെന്ന് നമുക്ക് വ്യക്തമല്ല. എന്നാൽ വിഷമിക്കേണ്ട, ഈ ലേഖനത്തിൽ നമ്മൾ കമ്പ്യൂട്ടർ നെറ്റ് വർക്കുകളുടെയും ഓപ്പറേറ്റിംഗ് സിസ്റ്റങ്ങളുടെയും നിഗൂഢത അഴിച്ചുനീക്കുകയും അവ എങ്ങനെ നമ്മുടെ ഡിജിറ്റൽ ജീവിതത്തെ ശക്തിപ്പെടുത്തുന്നുവെന്ന് മനസ്സിലാക്കുകയും ചെയ്യും.

കമ്പ്യൂട്ടർ നെറ്റ്‌വർക്കുകൾ: കമ്പ്യൂട്ടറുകളുടെ കൂട്ടായ്മ

ഒരു കമ്പ്യൂട്ടർ നെറ്റ്‌വർക്ക് രണ്ടോ അതിലധികമോ കമ്പ്യൂട്ടറുകൾ ഹാർഡ്‌വെയർ, സോഫ്റ്റ്‌വെയർ, കമ്മ്യൂണിക്കേഷൻ ചാനലുകൾ എന്നിവ ഉപയോഗിച്ച് വിവരങ്ങൾ പങ്കിടാൻ പ്രാപ്തമാക്കുന്ന സംവിധാനമാണ്. ഇത് രണ്ട് കമ്പ്യൂട്ടറുകളെ ബന്ധിപ്പിക്കുന്ന ലളിതമായ ഒന്നായിരിക്കാം, അല്ലെങ്കിൽ ലോകമെമ്പാടുമുള്ള ദശലക്ഷക്കണക്കിന് കമ്പ്യൂട്ടറുകളെ ഉൾപ്പെടുത്തിയ ഇന്റർനെറ്റ് പോലെ വലിയതായിരിക്കാം.

നെറ്റ്‌വർക്കുകൾ നമുക്ക് നിരവധി ഗുണങ്ങൾ നൽകുന്നു:

- ഫയൽ പങ്കിടൽ: നെറ്റ്‌വർക്കിലെ ഏതൊരു കമ്പ്യൂട്ടറിൽ നിന്നും ഫയലുകൾ ആക്സസ് ചെയ്യാനും പങ്കിടാനും നമുക്ക് കഴിയും. ഇത് ഫയലുകൾ കൈമാറുന്നതിനുള്ള സമയം ലാഭിക്കുകയും ഫയൽ പതിപ്പുകൾ സമന്വയിപ്പിക്കുന്നതിനെ എളുപ്പമാക്കുകയും ചെയ്യുന്നു.

- പ്രിന്റർ പങ്കിടൽ: ഒരേ പ്രിന്റർ നെറ്റ്‌വർക്കിലെ എല്ലാ കമ്പ്യൂട്ടറുകളിൽ നിന്നും ഉപയോഗിക്കാൻ കഴിയും. ഇത് പ്രിന്ററുകൾ വാങ്ങാനും പരിപാലിക്കാനുമുള്ള ചെലവ് കുറയ്ക്കുന്നു.

• റിസോഴ്സ് പങ്കിടൽ: നെറ്റ്‌വർക്കിലെ ഏതൊരു കമ്പ്യൂട്ടറിൽ നിന്നും ഇൻറർനെറ്റ്, സ്റ്റോറേജ് സ്‌പേസ്, സോഫ്റ്റ്‌വെയർ പ്രോഗ്രാമുകൾ തുടങ്ങിയ റിസോഴ്സുകൾ ആക്സസ് ചെയ്യാൻ നമുക്ക് കഴിയും.

നെറ്റ്‌വർക്ക് ആശയവിനിമയ മനസ്സിലാക്കുക

പ്രൊട്ടോക്കോളുകളും ചാനലുകളും

നമ്മുടെ ഡിജിറ്റൽ ലോകം പരസ്പരം ബന്ധപ്പെട്ട കമ്പ്യൂട്ടറുകളുടെ ഒരു വിപുലമായ ശൃംഖലയാണ്. ഈ ബന്ധം സാധ്യമാക്കുന്നത് നെറ്റ്‌വർക്ക് പ്രൊട്ടോക്കോളുകളും ആശയവിനിമയ ചാനലുകളും എന്നീ രണ്ട് അടിസ്ഥാനഘടകങ്ങളാണ്. ഈ രണ്ടും എങ്ങനെ പ്രവർത്തിക്കുന്നുവെന്ന് മനസ്സിലാക്കുന്നത് നമ്മുടെ ഓൺലൈൻ അനുഭവം മെച്ചപ്പെടുത്താനും ടെക്നോളജിയെ കൂടുതൽ ഫലപ്രദമായി ഉപയോഗിക്കാനും നമ്മെ സഹായിക്കും.

നെറ്റ്‌വർക്ക് പ്രൊട്ടോക്കോളുകൾ: ഡാറ്റയുടെ സംഭാഷണ നിയമങ്ങൾ

നെറ്റ്‌വർക്കിലൂടെ ഡാറ്റ എങ്ങനെ കൈമാറുന്നുവെന്ന് നിർണ്ണയിക്കുന്ന ഒരു കൂട്ടം നിയമങ്ങളും നടപടിക്രമങ്ങളുമാണ് നെറ്റ്‌വർക്ക് പ്രൊട്ടോക്കോളുകൾ. ഇവ ഡാറ്റയുടെ ഫോർമാറ്റ്, പാക്കേജിംഗ്, റൂട്ടിംഗ്, എറർ തിരുത്തൽ എന്നിവയെ നിയന്ത്രിക്കുന്നു. ഓരോ നെറ്റ്‌വർക്ക് സേവനത്തിനും (ഉദാഹരണത്തിന്, ഇമെയിൽ, വെബ് ബ്രൗസിംഗ്, ഫയൽ ട്രാൻസ്ഫർ) വ്യത്യസ്ത പ്രൊട്ടോക്കോളുകൾ ഉണ്ട്, അവയെല്ലാം പരസ്പരം സംയോജിച്ച് പ്രവർത്തിക്കുന്നു.

നെറ്റ്‌വർക്ക് പ്രൊട്ടോക്കോളുകളുടെ ചില ഉദാഹരണങ്ങൾ:

- TCP/IP (Transmission Control Protocol/Internet Protocol): ഇന്റർനെറ്റിന്റെ അടിസ്ഥാന പ്രൊട്ടോക്കോളാണ് TCP/IP. ഡാറ്റയെ വിഭജിച്ച് പാക്കേറ്റുകളാക്കി അയയ്ക്കുകയും ലക്ഷ്യസ്ഥാനത്ത് ശരിയായ ക്രമത്തിൽ വീണ്ടും ഒന്നിപ്പിക്കുകയും ചെയ്യുന്ന TCP ഉൾപ്പെടുന്നു. IP ഓരോ പാക്കേറ്റിനും ഒരു അദ്വിതീയ വിലാസം നൽകുന്നു, അതുവഴി അത് ശരിയായ കമ്പ്യൂട്ടറിലേക്ക് എത്തുന്നു.

- HTTP (Hypertext Transfer Protocol): വെബ് ബ്രൗസറുകളും വെബ് സെർവറുകളും തമ്മിലുള്ള ആശയവിനിമയത്തിനുള്ള പ്രൊട്ടോക്കോളാണ് HTTP. ഹൈപ്പർടെക്സ്റ്റ് ഡോക്യുമെന്റുകൾ (HTML പേജുകൾ) അഭ്യർത്ഥിക്കാനും സ്വീകരിക്കാനും HTTP ഉപയോഗിക്കുന്നു.

- SMTP (Simple Mail Transfer Protocol): ഇമെയിലുകൾ അയയ്ക്കാനും സ്വീകരിക്കാനുമുള്ള പ്രൊട്ടോക്കോളാണ് SMTP. ഇമെയിൽ സെർവറുകൾ തമ്മിലും ഇമെയിൽ ക്ലയന്റുകൾക്കും ഇടയിലും ആശയവിനിമയം നടത്താൻ SMTP ഉപയോഗിക്കുന്നു.

രഹസ്യങ്ങളുടെ കാവൽ: ക്രിപ്റ്റോഗ്രഫിയും എൻക്രിപ്ഷനും മനസ്സിലാക്കാം

നമ്മുടെ ഡിജിറ്റൽ ലോകത്ത്, വിവരങ്ങൾ എല്ലാം ഒന്നിനൊന്നു വിലപിടിച്ചതാണ്. ബാങ്ക് വിവരങ്ങൾ, ആരോഗ്യ രേഖകൾ, വ്യക്തിപരമായ ഫോട്ടോകൾ - ഈ ഡാറ്റ എല്ലാം സുരക്ഷിതമായിരിക്കണമെന്നത് അനിവാര്യമാണ്. ഈ സുരക്ഷ ഉറപ്പാക്കുന്ന രണ്ട് പ്രധാന സാങ്കേതിക വിദ്യകളാണ് ക്രിപ് റ്റോഗ്രഫിയും എൻക്രിപ്ഷനും. നമുക്ക് അവ എന്താണെന്നും എങ്ങനെ പ്രവർത്തിക്കുന്നുവെന്നും നോക്കാം.

ക്രിപ്റ്റോഗ്രഫിയ: രഹസ്യങ്ങൾ സൃഷ്ടിക്കുന്ന ശാസ്ത്രം

ക്രിപ്റ്റോഗ്രഫി എന്നത് രഹസ്യ സന്ദേശങ്ങൾ ആശയവിനിമയം ചെയ്യാനുള്ള രീതികളും സാങ്കേതിക വിദ്യകളും പഠിക്കുന്ന ശാസ്ത്രമാണ്. രണ്ടാം ലോകമഹായുദ്ധം മുതൽ സൈബർ സുരക്ഷ വരെയുള്ള ചരിത്രത്തിലുടനീളം ഇത് നിർണായക പങ്കുവഹിച്ചിട്ടുണ്ട്. ക്രിപ് റ്റോഗ്രഫിയിൽ രണ്ട് പ്രധാന ശാഖകളുണ്ട്:

- എൻക്രിപ്ഷൻ: ഇത് വിവരങ്ങൾ മറച്ചുവയ്ക്കുന്ന പ്രക്രിയയാണ്, അനധികൃത ഉപയോക്താക്കൾക്ക് അവ വായിക്കാൻ കഴിയില്ല.
- ഡീക്രിപ്ഷൻ: ഇത് എൻക്രിപ്റ്റ് ചെയ്ത വിവരങ്ങൾ യഥാർത്ഥ രൂപത്തിലേക്ക് മാറ്റുന്ന പ്രക്രിയയാണ്.

എൻക്രിപ്ഷൻ: രഹസ്യക്കുറി മാത്രം അറിയുന്നവർക്ക് വായിക്കാവുന്ന സന്ദേശങ്ങൾ

ഒരു സന്ദേശം എൻക്രിപ്റ്റ് ചെയ്യാൻ, ഒരു പ്രത്യേക കീ അല്ലെങ്കിൽ രഹസ്യക്കുറി ഉപയോഗിച്ച് അതിനെ ഒരു അനുവാചകമായ രൂപത്തിലേക്ക് മാറ്റുന്നു. ഈ രൂപം അനധികൃത ഉപയോക്താക്കൾക്ക് അർത്ഥമില്ലാത്തതാണ്. സന്ദേശം ലഭിക്കുന്നയാൾ ശരിയായ കീ ഉപയോഗിച്ച് അതിനെ ഡീക്രിപ്റ്റ് ചെയ്ത് യഥാർത്ഥ സന്ദേശം വായിക്കാൻ കഴിയും.

എൻക്രിപ്ഷൻ രണ്ട് തരത്തിലുണ്ട്:

- സിമെട്രിക് എൻക്രിപ്ഷൻ: ഈ രീതിയിൽ, എൻക്രിപ്ഷനും ഡീക്രിപ്ഷനും ഒരേ കീ ഉപയോഗിക്കുന്നു.

- അസിമെട്രിക് എൻക്രിപ്ഷൻ: ഈ രീതിയിൽ, രണ്ട് വ്യത്യസ്ത കീകൾ ഉപയോഗിക്കുന്നു: ഒരു പബ്ലിക് കീയും ഒരു പ്രൈവറ്റ് കീയും. പബ്ലിക് കീ എല്ലാവർക്കും ലഭ്യമാണ്, എൻക്രിപ്ഷന് മാത്രം ഉപയോഗിക്കും. പ്രൈവറ്റ് കീ രഹസ്യമായി സൂക്ഷിക്കുകയും ഡീക്രിപ്ഷന് മാത്രം ഉപയോഗിക്കുകയും ചെയ്യുന്നു.

മേഘങ്ങളിൽ ഒരു കമ്പ്യൂട്ടർ വിപ്ലവം: ക്ലൗഡ് കമ്പ്യൂട്ടിങ്ങും വെർച്ചൽ പരിസ്ഥിതികളും അനാച്ഛാന്തം

നമ്മുടെ ഡിജിറ്റൽ ലോകം ഭൗതിക കമ്പ്യൂട്ടറുകളുടെ പരിമിതകളിൽ നിന്ന് മോചിതമായി മേഘങ്ങളുടെ വിശാലതയിലേക്ക് കുതിച്ചെക്കുകയാണ്. ക്ലൗഡ് കമ്പ്യൂട്ടിങ്ങും വെർച്ചൽ പരിസ്ഥിതികളും എന്നീ ശക്തമായ സാങ്കേതിക വിദ്യകളാണ് ഈ പരിവർത്തനത്തിന്റെ നെടുംതൂണുകൾ. എങ്കിൽ, ഈ മേഖലകൾ എന്താണ്? അവ എങ്ങനെ പ്രവർത്തിക്കുന്നു? നമ്മുടെ ജീവിതത്തെ എങ്ങനെ മാറ്റിമറിക്കുന്നു? ഈ ചോദ്യങ്ങൾക്ക് ഉത്തരം തേടാം.

ക്ലൗഡ് കമ്പ്യൂട്ടിംഗ്: ഇന്റർനെറ്റാണ് നിങ്ങളുടെ കമ്പ്യൂട്ടർ

ക്ലൗഡ് കമ്പ്യൂട്ടിംഗ് എന്നത് ഓൺ-ഡിമാൻഡ് നെറ്റ് വർക്ക് ആക്സസ് വഴി കമ്പ്യൂട്ടിംഗ് സേവനങ്ങൾ (കമ്പ്യൂട്ടിംഗ് പവർ, സ്റ്റോറേജ്, സോഫ്റ്റ്‌വെയർ) നൽകുന്ന ഒരു മോഡലാണ്. ഇതിൽ ഭൗതിക കമ്പ്യൂട്ടറുകൾ, സെർവറുകൾ, സ്റ്റോറേജ് എന്നിവ ഒരു വലിയ ഡാറ്റാസെന്ററിൽ കേന്ദ്രീകൃതമായി നിലനിർത്തിയിരിക്കുന്നു. ആവശ്യമുള്ളപ്പോൾ, ഉപയോക്താക്കൾക്ക് ഇന്റർനെറ്റ് വഴി ഈ സേവനങ്ങൾ ആക്സസ് ചെയ്യാൻ കഴിയും.

ക്ലൗഡ് കമ്പ്യൂട്ടിങ്ങിന്റെ ചില പ്രധാന ഗുണങ്ങൾ:

- കൂടുതൽ ചെലവ് കുറവ്: ഉപയോക്താക്കൾക്ക് സ്വന്തം ഹാർഡ്‌വെയർ വാങ്ങേണ്ടയോ പരിപാലിക്കേണ്ടയോ ആവശ്യമില്ല.

- മെച്ചപ്പെട്ട സ്കെയിലബിലിറ്റി: ആവശ്യാനുസരം കമ്പ്യൂട്ടിംഗ് ശേഷി വർദ്ധിപ്പിക്കുകയോ കുറയ്ക്കുകയോ ചെയ്യാൻ കഴിയും.

- എവിടെനിന്നും ആക്സസ് ചെയ്യാനുള്ള കഴിവ്: ഇന്റർനെറ്റ് ഉള്ള എവിടെ നിന്നും ക്ലൗഡ് സേവനങ്ങൾ ആക്സസ് ചെയ്യാൻ കഴിയും.

- മെച്ചപ്പെട്ട ദുരന്ത നിവാരണം: ഡാറ്റ സെന്ററുകളിലെ ഡാറ്റ പലതവണ ബാക്കപ്പ് ചെയ്യുകയും പ്രതിരോധിക്കുകയും ചെയ്യുന്നു, അതിനാൽ ഏതെങ്കിലും പ്രശ്നം ഉണ്ടായാലും ഡാറ്റ നഷ്ടത്തിന്റെ സാധ്യത കുറവാണ്.

വെർച്ചൽ പരിസ്ഥിതികൾ: ഒന്നിൽ നിന്ന് പലത്

ഒരു ഫിസിക്കൽ കമ്പ്യൂട്ടറിലെ വിഭവങ്ങളെ പ്രത്യേക വെർച്ചൽ മെഷീനുകളായി വിഭജിക്കുന്ന സാങ്കേതിക വിദ്യയാണ് വെർച്ചലൈസേഷൻ.

Chapter 3: Tools of the Trade:

- Essential open-source and commercial hacking tools
- Introduction to scripting languages for automation
- Network analysis and vulnerability scanning tools
- Password cracking and social engineering techniques

Chapter 3: Tools of the Trade:

അധ്യായം 3: വ്യാപാരത്തിന്റെ ഉപകരണങ്ങൾ

ഹാക്കിങ്ങിന്റെ സങ്കീർണ ലോകം: ഓപ്പൺ സോഴ്സ്, വാണിജ്യ ഉപകരണങ്ങൾ മനസ്സിലാക്കാം

സൈബർ സുരക്ഷയുടെ ലോകത്ത്, "ഹാക്കിംഗ്" എന്ന പദം പലപ്പോഴും ഭീഷണിയുടെയും നിയമവിരുദ്ധ പ്രവൃത്തിയുടെയും രൂപത്തിൽ ചിത്രീകരിക്കപ്പെടുന്നു. എന്നിരുന്നാലും, ഹാക്കിംഗ് എന്നത് വാസ്തവത്തിൽ സിസ്റ്റങ്ങളുടെയും നെറ്റ്‌വർക്കുകളുടെയും ദുർബലതകൾ കണ്ടെത്തി പരിഹരിക്കുന്നതിനുള്ള ഒരു നൈപുണ്യമാണ്. ഈ പ്രക്രിയയിൽ, എതിർപ്പ് നേരിടാതെ സിസ്റ്റങ്ങളിലേക്ക് പ്രവേശിക്കാനും നിയമവിരുദ്ധ പ്രവൃത്തികൾ ചെയ്യാനും ഉപയോഗിക്കുന്ന ഉപകരണങ്ങൾ ഉണ്ടെങ്കിലും, ഹാക്കിങ്ങിന്റെ ഭൂരിഭാഗവും നല്ല ഉദ്ദേശ്യത്തോടെയാണ് നടക്കുന്നത്. സുരക്ഷാ ഗവേഷകർ, പെനട്രേഷൻ ടെസ്റ്റർമാർ, എഥിക്കൽ ഹാക്കർമാർ എന്നിവർ നെറ്റ്‌വർക്കുകളുടെയും സിസ്റ്റങ്ങളുടെയും ദുർബലതകൾ കണ്ടെത്താൻ ഈ ഉപകരണങ്ങൾ ഉപയോഗിക്കുന്നു, അതുവഴി അവ പരിഹരിച്ച് സുരക്ഷ മെച്ചപ്പെടുത്തുന്നു.

ഈ രചനയിൽ, നമുക്ക് ഓപ്പൺ സോഴ്സും വാണിജ്യവുമായ രണ്ട് തരത്തിലുള്ള ഹാക്കിംഗ് ഉപകരണങ്ങൾ പരിശോധിക്കും. ഓരോ വിഭാഗത്തിലും ഉപകാരപ്രദമായ ചില ഉപകരണങ്ങൾ ഹൈലൈറ്റ് ചെയ്യുകയും അവ എങ്ങനെ ഉപയോഗിക്കപ്പെടുന്നുവെന്നും സുരക്ഷാ ഗവേഷണത്തിനും നല്ല ഉദ്ദേശ്യത്തോടെയുള്ള ഹാക്കിങ്ങിനും എങ്ങനെ സഹായകമാകുന്നുവെന്നും വിശദീകരിക്കുകയും ചെയ്യും.

ഓപ്പൺ സോഴ്സ് ഹാക്കിംഗ് ഉപകരണങ്ങൾ:

- Nmap (Network Mapper): നെറ്റ്‌വർക്കുകളും ഹോസ്റ്റുകളും സ്കാൻ ചെയ്യുന്നതിനും അവയുടെ സേവനങ്ങൾ, ഓപ്പറേറ്റിംഗ് സിസ്റ്റങ്ങൾ, സുരക്ഷാ പ്രശ്നങ്ങൾ എന്നിവ തിരിച്ചറിയുന്നതിനുമുള്ള ഏറ്റവും പ്രചാരമുള്ള ഉപകരണങ്ങളിൽ ഒന്നാണ് Nmap. ഇത് ഉപയോഗിക്കാൻ എളുപ്പമാണ്, കൂടാതെ വിപുലമായ ഫീച്ചറുകൾ നൽകുന്നു.

- Metasploit Framework: പെനട്രേഷൻ ടെസ്റ്റിംഗിനും സുരക്ഷാ ഗവേഷണത്തിനും ഉപയോഗിക്കുന്ന ഓപ്പൺ സോഴ്സ് എക്സ്പ്ലോയിറ്റ് ഫ്രെയിംവർക്കാണ് Metasploit. ഇതിൽ നിരവധി എക്സ്പ്ലോയിറ്റുകൾ, എൻകോഡറുകൾ, മറ്റ് ഉപകരണങ്ങൾ എന്നിവ അടങ്ങിയിരിക്കുന്നു, അവ സിസ്റ്റങ്ങളുടെ ദുർബലതകൾ ചൂഷണം ചെയ്യാനും നിയന്ത്രണം നേടാനും ഉപയോഗിക്കാം.

സ്വയം പ്രവർത്തിക്കുന്ന ലോകം: സ്ക്രിപ്റ്റിംഗ് ഭാഷകളിലൂടെ യാന്ത്രികതയുടെ അത്ഭുതങ്ങൾ

നമ്മുടെ ദൈനംദിന ജീവിതം ആവർത്തന ടാസ് കുകളാൽ നിറഞ്ഞുനിൽക്കുന്നു. നിങ്ങൾ ഒരേ കാര്യം ആവർത്തിച്ച് ചെയ്യുന്നുണ്ടെങ്കിൽ, കമ്പ്യൂട്ടറിനെ അത് നിങ്ങൾക്കായി ചെയ്യാൻ പറയണമെന്നല്ലേ? അതിനാണ് സ്ക്രിപ്റ്റിംഗ് ഭാഷകൾ എന്നുപറയുന്നത്. ഈ ലളിതവും എന്നാൽ ശക്തവുമായ ഭാഷകൾ ഉപയോഗിച്ച്, ഏതെങ്കിലും ആവർത്തന ടാസ്കിനെ സ്വയം പ്രവർത്തിപ്പിക്കുന്ന ഒരു പ്രോഗ്രാമാക്കി മാറ്റാൻ കഴിയും.

ഈ ലേഖനത്തിൽ, സ്ക്രിപ്റ്റിംഗ് ഭാഷകളുടെ ലോകത്തേക്ക് നമുക്ക് ഒരു യാത്ര പോകാം. അവ എന്താണെന്ന്, എങ്ങനെ പ്രവർത്തിക്കുന്നുവെന്ന്, യാന്ത്രികതയിലൂടെ നമ്മുടെ ജീവിതം എങ്ങനെ ലളിതമാക്കുന്നുവെന്ന് മനസ്സിലാക്കാം.

സ്ക്രിപ്റ്റിംഗ് ഭാഷകൾ: ലളിതമായ നിർദ്ദേശങ്ങൾ, ശക്തമായ ഫലങ്ങൾ

സ്ക്രിപ്റ്റിംഗ് ഭാഷകൾ ഉപയോഗിക്കാൻ പഠിക്കാൻ എളുപ്പമാണ്, എന്നാൽ അവ നിങ്ങൾക്ക് ധാരാളം കാര്യങ്ങൾ ചെയ്യാൻ കഴിയും. കമ്പ്യൂട്ടറിന് ചുരുങ്ങിയ നിർദ്ദേശങ്ങൾ നൽകി, നിങ്ങൾ പതിവായി ചെയ്യുന്ന കാര്യങ്ങൾ

സ്വയം ചെയ്യാൻ അതിനെ പ്രോഗ്രാം ചെയ്യാൻ കഴിയും. ഉദാഹരണത്തിന്:

- ഫയലുകൾ കൈകാര്യം ചെയ്യൽ: ഫയലുകൾ നകർത്തുക, നീക്കുക, പുനർനാമകരണം ചെയ്യുക, കംപ്രസ്സ് ചെയ്യുക അല്ലെങ്കിൽ ഡീകംപ്രസ്സ് ചെയ്യുക എന്നിവ പോലുള്ള ടാസ്കുകൾ സ്വയം പ്രവർത്തിപ്പിക്കാൻ സ്ക്രിപ്റ്റുകൾ ഉപയോഗിക്കാം.

- ഡാറ്റ പ്രോസസ്സിംഗ്: വലിയ ഡാറ്റാസെറ്റുകളിൽ നിന്ന് വിവരങ്ങൾ ശേഖരിക്കുക, വിശകലനം ചെയ്യുക, റിപ്പോർട്ടുകൾ സൃഷ്ടിക്കുക എന്നിവ ചെയ്യാൻ സ്ക്രിപ്റ്റുകൾ ഉപയോഗിക്കാം.

- വെബ് ഓട്ടോമേഷൻ: വെബ്സൈറ്റുകളിൽ നിന്ന് ഡാറ്റ സ്ക്രാപ് ചെയ്യുക, ഫോമുകൾ സമർപ്പിക്കുക, ഏതെങ്കിലും ആവർത്തന പ്രവർത്തനം ചെയ്യുക എന്നിവയ്ക്കെല്ലാം സ്ക്രിപ്റ്റുകൾ ഉപയോഗിക്കാം.

നെറ്റ്‌വർക്ക് നിയന്ത്രണം: വിശകലന ഉപകരണങ്ങളും ദുർബലത സ്ഥാനറുകളും ഉപയോഗിച്ച് സുരക്ഷ ശക്തിപ്പെടുത്തൽ

നമ്മുടെ ഡിജിറ്റൽ ലോകം നെറ്റ്‌വർക്കുകളുടെ ഒരു സങ്കീർണ ഇഴചേർന്ന ശൃംഖലയാണ്. ഈ നെറ്റ്‌വർക്കുകൾ സുരക്ഷിതമായി നിലനിർത്തുന്നത് അനിവാര്യമാണ്, അതിനാൽ നമുക്ക് ഡാറ്റാ ഭദ്രത, സ്വകാര്യത, പ്രവർത്തനക്ഷമത എന്നിവ ഉറപ്പാക്കാൻ കഴിയും. ഇവിടെയാണ് നെറ്റ്‌വർക്ക് വിശകലന ഉപകരണങ്ങളും ദുർബലത സ്ഥാനറുകളും പോലുള്ള സുരക്ഷാ സാങ്കേതിക വിദ്യകൾ പ്രധാന പങ്ക് വഹിക്കുന്നത്.

ഈ ലേഖനത്തിൽ, നമുക്ക് ഈ രണ്ട് തരം ഉപകരണങ്ങളും അവ എങ്ങനെ നമ്മുടെ നെറ്റ് വർക്കുകളുടെ സുരക്ഷ മെച്ചപ്പെടുത്താൻ സഹായിക്കുന്നുവെന്നും നോക്കാം.

നെറ്റ്‌വർക്ക് വിശകലന ഉപകരണങ്ങൾ: ഡാറ്റയുടെ ഒഴുക്ക് ട്രാക്കിംഗ്

നെറ്റ്‌വർക്ക് വിശകലന ഉപകരണങ്ങൾ നെറ്റ് വർക്കിലൂടെയുള്ള ട്രാഫിക് നിരീക്ഷിക്കുകയും വിശകലനം ചെയ്യുകയും ചെയ്യുന്നു. ഇവ നെറ്റ് വർക്കിന്റെ ആരോഗ്യം, പ്രകടനം, സുരക്ഷ എന്നിവ വിലയിരുത്താൻ സഹായിക്കുന്നു. ഈ ഉപകരണങ്ങൾ ഇനിപ്പറയുന്നവ ചെയ്യാൻ കഴിയും:

- ട്രാഫിക് പിടിച്ചെടുക്കൽ: നെറ്റ്‌വർക്കിലൂടെ കടന്നുപോകുന്ന ഡാറ്റയുടെ പകർപ്പ്.

- പ്രോട്ടോക്കോൾ വിശകലനം: നെറ്റ്‌വർക്ക് ഉപയോഗിക്കുന്ന പ്രോട്ടോക്കോളുകളുടെ (TCP/IP, HTTP തുടങ്ങിയവ) വിശകലനം.

- പെരുമാറ്റ അനുമാനം: സാധാരണ നെറ്റ്‌വർക്ക് പ്രവർത്തനത്തിൽ നിന്ന് വ്യത്യസ്തമായ പ്രവർത്തനങ്ങൾ കണ്ടെത്തൽ.

- പ്രകടന നിരീക്ഷണം: നെറ്റ്‌വർക്കിന്റെ പ്രകടനം (സ്പീഡ്, ലേറ്റൻസി) നിരീക്ഷിക്കുകയും വിലയിരുത്തുകയും ചെയ്യൽ.

നെറ്റ്‌വർക്ക് വിശകലന ഉപകരണങ്ങൾ വിവിധ ആപ്ലിക്കേഷനുകൾ ഉണ്ട്, അവയിൽ ഉൾപ്പെടുന്നു:

- സുരക്ഷാ നിരീക്ഷണം: സൈബർ ആക്രമണങ്ങൾ കണ്ടെത്തി തടയുക.

- പ്രകടന മെച്ചപ്പെടുത്തൽ: നെറ്റ്‌വർക്ക് പ്രശ്‌നങ്ങൾ തിരിച്ചറിയുകയും പരിഹരിക്കുകയും ചെയ്യുക.

- നെറ്റ്‌വർക്ക് ആസൂത്രണവും രൂപകൽപ്പനയും: നെറ്റ്‌വർക്കിന്റെ കാര്യക്ഷമത മെച്ചപ്പെടുത്താൻ സഹായിക്കുന്നു.

പാസ്‌വേഡ് ക്രാക്കിങ്ങും സോഷ്യൽ എഞ്ചിനീയറിങ്ങും: നിങ്ങളുടെ ഡാറ്റ സുരക്ഷിതമാണോ?

നമ്മുടെ ഡിജിറ്റൽ ലോകത്ത്, പാസ്‌വേഡുകൾ ഓൺലൈൻ അക്കൗണ്ടുകളിലേക്കും സേവനങ്ങളിലേക്കും പ്രവേശനം നിയന്ത്രിക്കുന്ന പ്രധാന പ്രതിരോധരേഖയാണ്. എന്നിരുന്നാലും, ഏറ്റവും ശക്തമായ പാസ്‌വേഡുകൾ പോലും ആക്രമണങ്ങൾക്കും ദുർബലതകൾക്കും വിധേയമാണ്. ഈ ലേഖനത്തിൽ, പാസ്‌വേഡ് ക്രാക്കിംഗിന്റെയും സോഷ്യൽ എഞ്ചിനീയറിങ്ങിന്റെയും രണ്ട് പ്രധാന സൈബർ സുരക്ഷാ ഭീഷണികളെക്കുറിച്ച് നമുക്ക് പഠിക്കാം, അവയിൽ നിന്ന് നിങ്ങളുടെ ഡാറ്റ എങ്ങനെ സംരക്ഷിക്കാമെന്ന് മനസ്സിലാക്കാം.

പാസ്‌വേഡ് ക്രാക്കിംഗ്: ബലമായ പാസ് വേഡുകളുടെ കാട്ടുപുഴ

പാസ്‌വേഡ് ക്രാക്കിംഗ് എന്നത് ഹാക്കർമാർ നിങ്ങളുടെ പാസ്‌വേഡ് ഊഹിക്കാൻ ശ്രമിക്കുന്ന പ്രക്രിയയാണ്. ഇതിന് വിവിധ രീതികളുണ്ട്, അവയിൽ ഉൾപ്പെടുന്നു:

- ബ്രൂട്ട് ഫോഴ്സ് ആക്രമണങ്ങൾ: ഹാക്കർമാർ നിരവധി പാസ്‌വേഡ് കൂട്ടുകൾ പരീക്ഷിച്ച് ശരിയായത് കണ്ടെത്താൻ ശ്രമിക്കുന്നു.

- ഡിക്ഷണറി ആക്രമണങ്ങൾ: ഹാക്കർമാർ പൊതുവായ പാസ്‌വേഡുകളുടെ ഒരു പട്ടിക ഉപയോഗിച്ച് നിങ്ങളുടെ പാസ്‌വേഡ് ഊഹിക്കാൻ ശ്രമിക്കുന്നു.

- റെയിൻബോ ടേബിൾ ആക്രമണങ്ങൾ: ഹാക്കർമാർ മുൻകൂട്ടി കണക്കാക്കിയ ഹാഷുകളുടെ ഒരു ഡാറ്റാബേസ് ഉപയോഗിച്ച് നിങ്ങളുടെ പാസ്‌വേഡ് ക്രാക്കിംഗ് വേഗത്തിലാക്കുന്നു.

പാസ്‌വേഡ് ക്രാക്കിംഗിനെതിരെ നിങ്ങളുടെ ഡാറ്റ സംരക്ഷിക്കാൻ, ഇനിപ്പറയുന്നവ ചെയ്യുക:

- ശക്തമായ പാസ്‌വേഡുകൾ ഉപയോഗിക്കുക: 12 അക്ഷരത്തിൽ കൂടുതൽ നീളമുള്ളതും അക്ഷരങ്ങൾ, അക്കങ്ങൾ, പ്രതീകങ്ങൾ എന്നിവയുടെ സംയോജനം ഉള്ളതുമായ പാസ് വേഡുകൾ ഉപയോഗിക്കുക.

- ഒരേ പാസ്‌വേഡ് ഒരിക്കലും ഉപയോഗിക്കരുത്: ഓരോ അക്കൗണ്ടിനും വ്യത്യസ്ത പാസ്‌വേഡുകൾ ഉപയോഗിക്കുന്നത് ഒരു അക്കൗണ്ട് ലംഘനം മറ്റുള്ളവയെ ബാധിക്കുന്നത് തടയുന്നു.

- പാസ്‌വേഡ് മാനേജർ ഉപയോഗിക്കുക: നിങ്ങളുടെ എല്ലാ പാസ് വേഡുകളും സുരക്ഷിതമായി സൂക്ഷിക്കാനും കൈകാര്യം ചെയ്യാനും ഒരു പാസ്‌വേഡ് മാനേജർ ഉപയോഗിക്കുക.

Chapter 4: The Ethical Hacker's Mindset:

o Legal and ethical considerations in ethical hacking

o Responsible disclosure and vulnerability reporting guidelines

o Building a professional ethical hacking portfolio

o Careers in cybersecurity and ethical hacking

Chapter 4: The Ethical Hacker's Mindset:

അധ്യായം 4: എത്തിക്കൽ ഹാക്കറുടെ ചിന്താഗതി

എതിർ ചേരിയിലെ സഹകാരികൾ: എഥിക്കൽ ഹാക്കിംഗിലെ നിയമപരവും ധാർമികവുമായ പരിഗണനകൾ

സൈബർ സുരക്ഷയുടെ ലോകത്ത്, "ഹാക്കിംഗ്" എന്ന പദം പലപ്പോഴും നെഗറ്റീവ് അർത്ഥത്തിലാണ് മനസ്സിലാക്കുന്നത്. എന്നാൽ, എഥിക്കൽ ഹാക്കിംഗ് എന്ന പ്രത്യേക മേഖല, നെറ്റ്‌വർക്കുകളുടെയും സിസ്റ്റങ്ങളുടെയും ദുർബലതകൾ കണ്ടെത്തി പരിഹരിച്ച് സുരക്ഷ മെച്ചപ്പെടുത്താൻ നൈപുണ്യം ഉപയോഗിക്കുന്നതിനെയാണ് സൂചിപ്പിക്കുന്നത്. ഈ ഉദ്യമത്തിൽ, എഥിക്കൽ ഹാക്കർമാർ നിയമപരവും ധാർമികവുമായ നിരവധി പരിഗണനകൾ ശ്രദ്ധിക്കേണ്ടതുണ്ട്. ഈ ലേഖനത്തിൽ, എഥിക്കൽ ഹാക്കിംഗിലെ ഈ പ്രധാന ഘടകങ്ങൾ നമുക്ക് പരിശോധിക്കാം.

നിയമപരമായ കടമ്പകൾ: അനുമതിയില്ലാതെ ഒരു ചുവടുപടി പോലും പാടില്ല

എഥിക്കൽ ഹാക്കിംഗ് നിയമപരമായി പ്രവർത്തിക്കാൻ, നിങ്ങൾ ആദ്യം ടാർഗെറ്റ് സിസ്റ്റത്തിന്റെ ഉടമസ്ഥന്റെയോ അഡ്മിനിസ്ട്രേറ്ററുടെയോ അനുമതി വാങ്ങേണ്ടത്

അത്യാവശ്യമാണ്. ഈ അനുമതി സാധാരണയായി ഒരു രേഖാമൂലക കരാറിലൂടെയാണ് നൽകുന്നത്, അത് ഹാക്കിംഗ് നടത്തുന്നതിന്റെ പരിധി, രീതി, റിപ്പോർട്ടിംഗ് എന്നിവ വിശദീകരിക്കുന്നു. അനുമതിയില്ലാതെ ഹാക്കിംഗ് നടത്തുന്നത് കമ്പ്യൂട്ടർ തട്ടിപ്പ് നിയമപ്രകാരം കുറ്റകൃത്യമാണ്, കഠിന ശിക്ഷകൾക്ക് വിധേയമാകാം.

ധാർമിക ഉത്തരവാദിത്തം: നല്ല ഉദ്ദേശ്യം മാത്രം പോരാ

നിയമപരമായ അനുമതി ലഭിച്ചാലും, എഥിക്കൽ ഹാക്കർമാർ ഉയർന്ന ധാർമിക മാനദണ്ഡങ്ങൾ പാലിക്കേണ്ടത് അത്യാവശ്യമാണ്. ഇതിൽ ഇനിപ്പറയുന്നവ ഉൾപ്പെടുന്നു:

- വിവേകപൂർവ്വമായ വെളിപ്പെടുത്തൽ: സുരക്ഷാ ദുർബലതകൾ കണ്ടെത്തിയാൽ, അവ ഉടനടി ഉടമസ്ഥനെ അറിയിക്കണം. കണ്ടെത്തലുകൾ പൊതുമധ്യത്തിൽ വെളിപ്പെടുത്തുന്നതിനുമുമ്പ് ഉടമസ്ഥന് അവ പരിഹരിക്കാൻ ന്യായമായ സമയം നൽകണം.

- ഡാറ്റാ സുരക്ഷ: ടെസ്റ്റിംഗിനിടെ ലഭിക്കുന്ന ഏതെങ്കിലും സെൻസിറ്റീവ് ഡാറ്റ, ഉദാഹരണത്തിന് ഉപയോക്താക്കളുടെ വ്യക്തിഗത വിവരങ്ങൾ, കർശനമായ രഹസ്യതയോടെ കൈകാര്യം ചെയ്യണം.

- നിയമവിരുദ്ധ പ്രവർത്തനങ്ങൾ ഒഴിവാക്കുക: ടെസ്റ്റിംഗിനിടെ, ഡാറ്റയോ സിസ്റ്റങ്ങളോ നശീകരിക്കാനോ, മറ്റ് നിയമവിരുദ്ധ പ്രവർത്തനങ്ങളിലോ ഏർപ്പെടരുത്.

ഉത്തരവാദിത്തമുള്ള വെളിപ്പെടുത്തലും ദുർബലത റിപ്പോർട്ടിംഗ് മാർഗ്ഗനിർദ്ദേശങ്ങളും

സൈബർ സുരക്ഷയുടെ ലോകത്ത്, സുരക്ഷാ ഗവേഷകർ ഒരു പ്രധാന പങ്ക് വഹിക്കുന്നു. നമ്മുടെ ഡാറ്റയും സിസ്റ്റങ്ങളും സുരക്ഷിതമായി നിലനിർത്താൻ സഹായിക്കുന്നതിന് ദുർബലതകൾ കണ്ടെത്തി റിപ്പോർട്ട് ചെയ്യുക എന്നതാണ് അവരുടെ ദൗത്യം. എന്നിരുന്നാലും, ദുർബലതകൾ എങ്ങനെ വെളിപ്പെടുത്തുന്നു എന്നത് വളരെ പ്രധാനമാണ്. ഉത്തരവാദിത്തമുള്ള വെളിപ്പെടുത്തൽ എന്ന തത്വം പിന്തുടരേണ്ടത് അത്യാവശ്യമാണ്.

എന്താണ് ഉത്തരവാദിത്തമുള്ള വെളിപ്പെടുത്തൽ?

ഉത്തരവാദിത്തമുള്ള വെളിപ്പെടുത്തൽ എന്നത് ദുർബലതകൾ കണ്ടെത്തുന്നതിനും റിപ്പോർട്ട് ചെയ്യുന്നതിനുമുള്ള ഒരു സമീപനമാണ്, ഇത് ദുർബലത ഉപയോഗിച്ച് ആക്രമണങ്ങൾ നടത്തുന്നതിനുമുമ്പ് സംഘടനയ്ക്ക് അവ പരിഹരിക്കാൻ അവസരം നൽകുന്നു. ഇതിൽ ഇനിപ്പറയുന്ന ഘട്ടങ്ങൾ ഉൾപ്പെടുന്നു:

- ദുർബലത കണ്ടെത്തൽ: സുരക്ഷാ ഗവേഷകർ സിസ്റ്റത്തിലോ സോഫ്റ്റ്‌വെയറിലോ ദുർബലത കണ്ടെത്തുന്നു.

- ദുർബലത സ്ഥിരീകരണം: ദുർബലതയുടെ സാധ്യതയും ഗുരുതരതയും ഗവേഷകർ സ്ഥിരീകരിക്കുന്നു.

- റിപ്പോർട്ടിംഗ്: ഗവേഷകർ ദുർബലത സംഘടനയ്ക്ക് റിപ്പോർട്ട് ചെയ്യുന്നു. റിപ്പോർട്ടിൽ ദുർബലതയുടെ വിശദാംശങ്ങൾ, അതിന്റെ ഗുരുതരത, ചൂഷണം ചെയ്യാനുള്ള സാധ്യത എന്നിവ ഉൾപ്പെടുത്തണം.

- സഹകരണം: ഗവേഷകർ സംഘടനയുമായി സഹകരിച്ച് ദുർബലത പരിഹരിക്കാൻ സഹായിക്കുന്നു.

- വെളിപ്പെടുത്തൽ: സംഘടന ദുർബലത പരിഹരിച്ച ശേഷം, ഗവേഷകർ ദുർബലത പൊതുമധ്യത്തിന് വെളിപ്പെടുത്താം.

ഉത്തരവാദിത്തമുള്ള വെളിപ്പെടുത്തലിന്റെ പ്രയോജനങ്ങൾ

- മെച്ചപ്പെട്ട സുരക്ഷ: ഉത്തരവാദിത്തമുള്ള വെളിപ്പെടുത്തലിലൂടെ, സംഘടനകൾക്ക് അവരുടെ സിസ്റ്റങ്ങളിലും സോഫ്റ്റ്‌വെയറിലും ഉള്ള ദുർബലതകൾ പരിഹരിക്കാനും സൈബർ ആക്രമണങ്ങളിൽ നിന്ന് തങ്ങളെത്തന്നെ സംരക്ഷിക്കാനും കഴിയുന്നു.

- നൂതനാവിഷ്ക്കാരം: സുരക്ഷാ ഗവേഷകർക്ക് ദുർബലതകൾ കണ്ടെത്താനും റിപ്പോർട്ട് ചെയ്യാനും ഉള്ള അവസരം നൽകുന്നതിലൂടെ, പുതിയ സുരക്ഷാ

ഉപകരണങ്ങളും സേവനങ്ങളും വികസിപ്പിക്കാൻ കഴിയും.

പ്രൊഫഷണൽ എഥിക്കൽ ഹാക്കിംഗ് പോർട്ട്ഫോളിയോ: നിങ്ങളുടെ കഴിവുകൾ പ്രകാശിപ്പിക്കുന്ന കല

സൈബർ സുരക്ഷയുടെ ലോകത്ത്, എഥിക്കൽ ഹാക്കർമാർ വിലപ്പെട്ട കണ്ടുപിടുത്തക്കാരാണ്. നെറ്റ്വർക്കുകളുടെയും സിസ്റ്റങ്ങളുടെയും ദുർബലതകൾ കണ്ടെത്തി പരിഹരിച്ച് സുരക്ഷ മെച്ചപ്പെടുത്താൻ അവർ തങ്ങളുടെ നൈപുണ്യം ഉപയോഗിക്കുന്നു. എന്നിരുന്നാലും, കഴിവുള്ളവരാണെങ്കിൽപ്പോലും, ഒരു എഥിക്കൽ ഹാക്കർക്ക് തൊഴിൽ വിപണിയിൽ ശ്രദ്ധേയമാകാൻ ബുദ്ധിമുട്ടാണ്. അവിടെയാണ് ശക്തമായ ഒരു പ്രൊഫഷണൽ പോർട്ട് ഫോളിയോയുടെ പ്രാധാന്യം വരുന്നത്.

ഈ ലേഖനത്തിൽ, ഞങ്ങൾ ഒരു ആകർഷകവും പ്രഭാവശാലിയുമായ എഥിക്കൽ ഹാക്കിംഗ് പോർട്ട്ഫോളിയോ നിർമ്മിക്കുന്നതിനുള്ള ടിപ്പുകൾ പങ്കിടും, അത് നിങ്ങളുടെ കഴിവുകൾ നിയമപരമായ രീതിയിൽ പ്രദർശിപ്പിക്കുകയും നിങ്ങളുടെ സ്വപ്ന തൊഴിലിലേക്ക് വാതിൽ തുറക്കുകയും ചെയ്യും.

1. നിങ്ങളുടെ ലക്ഷ്യം നിർവചിക്കുക:

ആദ്യം, നിങ്ങളുടെ പോർട്ട്ഫോളിയോ ആരാണെന്ന് കാണിക്കണമെന്ന് നിങ്ങൾ തീരുമാനിക്കേണ്ടതുണ്ട്. നിങ്ങൾ പെനട്രേഷൻ ടെസ്റ്റിംഗിൽ, വൾണറബിലിറ്റി റിസർച്ചിൽ,

ഫോറൻസിക്സിൽ അതോ മറ്റെന്തെങ്കിലുമോ ആണോ വൈദഗ്ധ്യം പ്രകടിപ്പിക്കാൻ ആഗ്രഹിക്കുന്നത്? നിങ്ങളുടെ ലക്ഷ്യ പ്രേക്ഷകരെ മനസ്സിലാക്കുന്നത് നിങ്ങളുടെ കഴിവുകൾ ഏറ്റവും പ്രസക്തമായ രീതിയിൽ അവതരിപ്പിക്കാൻ നിങ്ങളെ സഹായിക്കും.

2. നിങ്ങളുടെ ഏറ്റവും മികച്ച പ്രവൃത്തി പ്രദർശിപ്പിക്കുക:

നിങ്ങളുടെ പോർട്ട്ഫോളിയോ ചുരുക്കമായിരിക്കണം, എന്നാൽ നിങ്ങളുടെ ഏറ്റവും മികച്ച പ്രവൃത്തി അവതരിപ്പിക്കണം. പ്രോജക്ടുകൾ ഉൾപ്പെടുത്തുക, അവയിൽ നിങ്ങൾ ഇനിപ്പറയുന്നവ പ്രകടിപ്പിക്കുന്നു:

* സാങ്കേതിക കഴിവുകൾ: നിങ്ങളുടെ ഉപകരണങ്ങളും സാങ്കേതിക വിദ്യയെക്കുറിച്ചുള്ള അറിവും പ്രകടിപ്പിക്കുന്ന പ്രോജക്ടുകൾ തിരഞ്ഞെടുക്കുക.

* പ്രശ്നം പരിഹാര കഴിവുകൾ: ദുർബലതകൾ കണ്ടെത്തി പരിഹരിച്ചതിന്റെയും സുരക്ഷാ പ്രശ്നങ്ങൾക്ക് പരിഹാരങ്ങൾ നിർദ്ദേശിച്ചതിന്റെയും ഉദാഹരണങ്ങൾ ഉൾപ്പെടുത്തുക.

* വിവേകപൂർവ്വമായ ആശയവിനിമയം: നിങ്ങളുടെ കണ്ടെത്തലുകൾ വ്യക്തവും കൃത്യവുമായി ആശയവിനിമയം ചെയ്യാൻ കഴിയുന്ന നിങ്ങളുടെ കഴിവ്

പ്രകടിപ്പിക്കുന്ന രീതിയിൽ നിങ്ങളുടെ പ്രോജക്ടുകൾ വിവരിക്കുക.

പ്രകടിപ്പിക്കുന്ന രീതിയിൽ നിങ്ങളുടെ പ്രോജക്ടുകൾ വിവരിക്കുക.

സൈബർ സുരക്ഷയുടെയും എഥിക്കൽ ഹാക്കിംഗിന്റെയും ലോകത്ത്: നിങ്ങളുടെ ഡിജിറ്റൽ കവചം നിർമ്മിക്കുന്നവർ

നമ്മുടെ ഡിജിറ്റൽ ലോകത്ത് ഡാറ്റ രാജാവാണ്. ബാങ്കുകളിലെ നിക്ഷേപങ്ങൾ മുതൽ നമ്മുടെ സ്വകാര്യ ഫോട്ടോകൾ വരെ എല്ലാം ഓൺലൈനിൽ സൂക്ഷിച്ചിരിക്കുന്ന ഈ കാലത്ത്, അതിന്റെ സുരക്ഷ ഉറപ്പാക്കേണ്ടത് അനിവാര്യമാണ്. അവിടെയാണ് സൈബർ സുരക്ഷാ വിദഗ്ധരുടെയും എഥിക്കൽ ഹാക്കർമാരുടെയും പങ്ക് വിലപ്പെട്ടതായി മാറുന്നത്.

ഈ ലേഖനത്തിൽ, സൈബർ സുരക്ഷയിലും എഥിക്കൽ ഹാക്കിംഗിലും ഉള്ള ആവേശകരമായ കരിയർ അവസരങ്ങളെക്കുറിച്ച് നമുക്ക് പര്യവേക്ഷണം നടത്താം. ഈ മേഖലകളിൽ നിങ്ങൾക്ക് എന്തുചെയ്യാൻ കഴിയും, എന്ത് കഴിവുകൾ ആവശ്യമാണ്, ഏതുതരം ശമ്പളം പ്രതീക്ഷിക്കാം എന്നിവയെക്കുറിച്ചും നമുക്ക് മനസ്സിലാക്കാം.

1. സൈബർ സുരക്ഷയുടെ വിശാല പ്രപഞ്ചം:

സൈബർ സുരക്ഷ എന്നത് വലിയൊരു കുടയാണ്, അതിൽ നിരവധി വൈവിധ്യമാർന്ന റോളുകൾ ഉൾപ്പെടുന്നു. ഏറ്റവും പ്രചാരമുള്ള ചിലത് ഇതാ:

- പെനട്രേഷൻ ടെസ്റ്റർമാർ: നെറ്റ്‌വർക്കുകളുടെയും സിസ്റ്റങ്ങളുടെയും ദുർബലതകൾ കണ്ടെത്തി അവ പരിഹരിക്കാൻ സഹായിക്കുന്നതിന് ഹാക്കിംഗ് നൈപുണ്യം ഉപയോഗിക്കുന്നു.

- സുരക്ഷാ വിശകലന വിദഗ്ധർ: സൈബർ ആക്രമണങ്ങളുടെ ഭീഷണികൾ നിരീക്ഷിക്കുകയും വിലയിരുത്തുകയും ചെയ്യുന്നു, സംഘടനകളുടെ പ്രതിരോധം ശക്തിപ്പെടുത്താൻ സഹായിക്കുന്നു.

- ഫോറൻസിക് വിദഗ്ധർ: സൈബർ കുറ്റകൃത്യങ്ങൾ അന്വേഷിക്കുകയും ഡിജിറ്റൽ തെളിവുകൾ ശേഖരിക്കുകയും സംരക്ഷിക്കുകയും ചെയ്യുന്നു.

- സുരക്ഷാ ആർക്കിടെക്റ്റുകൾ: സുരക്ഷിതമായ നെറ്റ്‌വർക്കുകളും സിസ്റ്റങ്ങളും രൂപകൽപ്പന ചെയ്യുകയും നടപ്പാക്കുകയും ചെയ്യുന്നു.

- സുരക്ഷാ അഡ്മിനിസ്ട്രേറ്റർമാർ: സുരക്ഷാ നയങ്ങൾ നടപ്പിലാക്കുകയും സുരക്ഷാ ഉപകരണങ്ങൾ പ്രവർത്തിപ്പിക്കുകയും സംരക്ഷിക്കുകയും ചെയ്യുന്നു.

2. എഥിക്കൽ ഹാക്കിംഗിന്റെ ആവേശകരമായ ലോകം:

എഥിക്കൽ ഹാക്കർമാർ നിയമപരമായ അനുമതിയോടെ നെറ്റ്‌വർക്കുകളുടെയും സിസ്റ്റങ്ങളുടെയും ദുർബലതകൾ കണ്ടെത്തി പരിഹരിക്കുന്ന വൈദഗ്ധ്യരാണ്. അവർ വിവിധ

രീതികളിൽ   പ്രവർത്തിക്കുന്നു,   അവയിൽ ഉൾപ്പെടുന്നു:

- ബഗ്   ബൗണ്ടി   ഹണ്ടർമാർ: സോഫ്റ്റ്‌വെയർ കമ്പനികൾക്ക് വേണ്ടി ദുർബലതകൾ കണ്ടെത്തി അവയ്ക്ക് പ്രതിഫലം നേടുന്നു.

Chapter 5: Reconnaissance and Footprinting:

- Gathering information about target systems
- Techniques for passive and active reconnaissance
- Social media and open-source intelligence gathering
- Identifying vulnerabilities and potential attack vectors

Chapter 5: Reconnaissance and Footprinting:

അധ്യായം 5: തിരിച്ചറിയലും കാൽപ്പാടുകളും

ലക്ഷ്യ സിസ്റ്റങ്ങളെക്കുറിച്ച് വിവരങ്ങൾ ശേഖരിക്കൽ: എഥിക്കൽ ഹാക്കിംഗിലെ നിർണായക ചുവടുവെപ്പ്

എഥിക്കൽ ഹാക്കിംഗിന്റെ ലോകത്ത്, നെറ്റ് വർക്കുകളുടെയും സിസ്റ്റങ്ങളുടെയും ദുർബലതകൾ കണ്ടെത്തി പരിഹരിച്ച് സുരക്ഷ മെച്ചപ്പെടുത്തുക എന്നതാണ് പ്രധാന ലക്ഷ്യം. എന്നിരുന്നാലും, ഈ ദൗത്യം ആരംഭിക്കുന്നത് ശരിയായ വിവരങ്ങളിൽ നിന്നാണ്. ഒരു സിസ്റ്റത്തെ അതിന്റെ ദുർബലതകൾക്കായി ഫലപ്രദമായി പരിശോധിക്കാൻ, അതിനെക്കുറിച്ച് കഴിയുന്നത്ര വിവരങ്ങൾ ശേഖരിക്കേണ്ടത് അത്യാവശ്യമാണ്. ഈ ലേഖനത്തിൽ, ലക്ഷ്യ സിസ്റ്റങ്ങളെക്കുറിച്ചുള്ള വിവരങ്ങൾ ശേഖരിക്കുന്നതിനുള്ള വിവിധ രീതികളും ശ്രദ്ധിക്കേണ്ട പ്രധാന പരിഗണനകളും നമുക്ക് പരിശോധിക്കാം.

വിവര ശേഖരണത്തിന്റെ രീതികൾ:

1. പാസ്സീവ് വിവര ശേഖരണം: ഈ രീതിയിൽ, ലക്ഷ്യ സിസ്റ്റവുമായി നേരിട്ട് ഇടപഴയുകയോ അതിന്റെ പ്രവർത്തനത്തെ

ബാധിക്കുകയോ ചെയ്യുന്നില്ല. ഇതിൽ ഇനിപ്പറയുന്നവ ഉൾപ്പെടുന്നു:

- ഓപ്പൺ സോഴ്സ് ഇൻറലിജൻസ് (OSINT): പൊതുവായി ലഭ്യമായ ഉറവിടങ്ങളിൽ നിന്നുള്ള വിവരങ്ങൾ ശേഖരിക്കുക, ഉദാഹരണത്തിന്, വെബ് സൈറ്റുകൾ, സോഷ്യൽ മീഡിയ, ഡൂംവേൺ രേഖകൾ.

- ഡിഎൻഎസ് എനുmeration: ലക്ഷ്യ സിസ്റ്റവുമായി ബന്ധപ്പെട്ട ഉപകരണങ്ങൾ, സേവനങ്ങൾ എന്നിവ തിരിച്ചറിയാൻ ഡിഎൻഎസ് റെക്കോർഡുകൾ പരിശോധിക്കുക.

- പോർട്ട് സ്കാനിംഗ്: ഏതൊക്കെ പോർട്ടുകൾ തുറന്നിരിക്കുന്നുവെന്ന് കണ്ടെത്താൻ ലക്ഷ്യ സിസ്റ്റത്തിലേക്ക് നെറ്റ്‌വർക്ക് കണക്ഷൻ ശ്രമങ്ങൾ അയയ്ക്കുക. ഈ വിവരം സിസ്റ്റത്തിൽ പ്രവർത്തിക്കുന്ന സേവനങ്ങളെക്കുറിച്ച് സൂചന നൽകുന്നു.

2. ആക്ടീവ് വിവര ശേഖരണം: ഈ രീതിയിൽ, ലക്ഷ്യ സിസ്റ്റവുമായി നേരിട്ട് ഇടപഴയുകയും അതിന്റെ പ്രതികരണങ്ങൾ നിരീക്ഷിക്കുകയും ചെയ്യുന്നു. എന്നിരുന്നാലും, നിയമപരമായ അനുമതിയില്ലാതെ ആക്ടീവ് വിവര ശേഖരണം നടത്തുന്നത് നിയമവിരുദ്ധമാണ്. ഇതിൽ ഇനിപ്പറയുന്നവ ഉൾപ്പെടുന്നു:

- വെബ്സൈറ്റ് സ്കാനിംഗ്: വെബ്സൈറ്റിലെ അപകടങ്ങളും ദുർബലതകളും കണ്ടെത്താൻ സ്കാനറുകൾ ഉപയോഗിക്കുക.

- ഫിഷിംഗ്: സാധാരണയായി ഉപയോഗിക്കുന്ന ക്രെഡൻഷ്യലുകൾ നേടാൻ വ്യാജ ഇമെയിലുകളോ വെബ്സൈറ്റുകളോ ഉപയോഗിക്കുക.

ലക്ഷ്യം കണ്ടെത്തി പരിശോധിക്കൽ: പാസ്സീവ്, ആക്ടീവ് റെക്കണൈസൻസ് രീതികൾ

എഥിക്കൽ ഹാക്കിംഗിന്റെ ലോകത്ത്, സുരക്ഷാ ദുർബലതകൾ കണ്ടെത്തി പരിഹരിച്ച് സിസ്റ്റങ്ങളുടെയും നെറ്റ്‌വർക്കുകളുടെയും മൊത്തത്തിലുള്ള സുരക്ഷ മെച്ചപ്പെടുത്തുക എന്നതാണ് പ്രധാന ലക്ഷ്യം. എന്നിരുന്നാലും, ഏതൊരു ഹാക്കിംഗ് പ്രവർത്തനത്തിന്റെയും തുടക്കം വിവര ശേഖരണത്തിലാണ്. നിങ്ങളുടെ ലക്ഷ്യ സിസ്റ്റത്തെക്കുറിച്ച് കൂടുതൽ നിങ്ങൾ മനസ്സിലാക്കുന്നു, അതിന്റെ ദുർബലതകൾ കണ്ടെത്താനും ചൂഷണം ചെയ്യാനുമുള്ള സാധ്യത കൂടുതലാണ്.

റെക്കണൈസൻസ് എന്നത് ലക്ഷ്യ സിസ്റ്റത്തെക്കുറിച്ചുള്ള വിവരങ്ങൾ ശേഖരിക്കുന്ന പ്രക്രിയയാണ്. ഇത് രണ്ട് പ്രധാന രീതികളായി തിരിച്ചിരിക്കുന്നു: പാസ്സീവ് റെക്കണൈസൻസ്, ആക്ടീവ് റെക്കണൈസൻസ്.

പാസ്സീവ് റെക്കണൈസൻസ്:

പാസ്സീവ് റെക്കണൈസൻസിൽ, ലക്ഷ്യ സിസ്റ്റവുമായി നേരിട്ട് ഇടപഴയുകയോ അതിന്റെ പ്രവർത്തനത്തെ ബാധിക്കുകയോ ചെയ്യുന്നില്ല. പകരം, പൊതുവായി ലഭ്യമായ ഉറവിടങ്ങളിൽ നിന്നും മറ്റ് അധികൃത വഴികളിലൂടെയും വിവരങ്ങൾ ശേഖരിക്കുന്നു. ഇതിന്റെ

പ്രയോജനം നിങ്ങളുടെ പ്രവർത്തനം ലക്ഷ്യ സിസ്റ്റത്തിന്റെ ശ്രദ്ധയിൽപ്പെടാതെ പോകുന്നു എന്നതാണ്. പാസ്സീവ് റെക്കണൈസൻസിന്റെ ചില പ്രധാന രീതികൾ ഇതാ:

- ഓപ്പൺ സോഴ്സ് ഇന്റലിജൻസ് (OSINT): ഇന്റർനെറ്റിൽ പൊതുവായി ലഭ്യമായ ഉറവിടങ്ങളിൽ നിന്ന് വിവരങ്ങൾ ശേഖരിക്കുന്നതിനെയാണ് OSINT എന്ന് പറയുന്നത്. ഇതിൽ വെബ്സൈറ്റുകൾ, സോഷ്യൽ മീഡിയ പ്ലാറ്റ്ഫോമുകൾ, ഡ്യൂംവേൺ രേഖകൾ, ഫോറങ്ങൾ, ബ്ലോഗുകൾ എന്നിവ ഉൾപ്പെടുന്നു. ഓപ്പൺ സോഴ്സ് ടൂളുകൾ ഉപയോഗിച്ച് ഈ വിവരങ്ങളെ വിശകലനം ചെയ്ത് ലക്ഷ്യ സിസ്റ്റത്തിന്റെ ഐപി വിലാസം, ഓപ്പറേറ്റിംഗ് സിസ്റ്റം, ഉപയോഗിക്കുന്ന സോഫ്റ്റ് വെയറുകൾ, നെറ്റ്‌വർക്ക് ടോപ്പോളജി എന്നിവയെക്കുറിച്ചുള്ള ഉൾക്കാഴ്ചകൾ നേടാൻ കഴിയും.

സോഷ്യൽ മീഡിയയയും ഓപ്പൺ സോഴ്സ് ഇന്റലിജൻസും: വിവരങ്ങളുടെ രഹസ്യശേഖരം

എഥിക്കൽ ഹാക്കിംഗിന്റെയും സൈബർ സുരക്ഷയുടെയും ലോകത്ത്, വിവരം എന്നത് രാജാവാണ്. ലക്ഷ്യ സിസ്റ്റങ്ങളെക്കുറിച്ചും അവയുടെ ദുർബലതകളെക്കുറിച്ചും കഴിയുന്നത്ര വിവരങ്ങൾ ശേഖരിക്കുന്നത് ഫലപ്രദമായ പെനട്രേഷൻ ടെസ്റ്റിംഗിനും സുരക്ഷാ വിലയിരുത്തലിനും അത്യന്താപേക്ഷിതമാണ്. ഈ വിവര ശേഖരണത്തിൽ നിർണായക പങ്ക് വഹിക്കുന്ന രണ്ട് ശക്തമായ ഉപകരണങ്ങൾ - സോഷ്യൽ മീഡിയയയും ഓപ്പൺ സോഴ്സ് ഇന്റലിജൻസും (OSINT) - നമുക്ക് പരിശോധിക്കാം.

സോഷ്യൽ മീഡിയ: വിവരങ്ങളുടെ കലവറ

നമ്മുടെ ദൈനംദിന ജീവിതത്തിന്റെ ഒരു പ്രധാന ഭാഗമായി മാറിയിരിക്കുന്ന സോഷ്യൽ മീഡിയ പ്ലാറ്റ്ഫോമുകൾ വിവരങ്ങളുടെ ഒരു കലവറയാണ്. ഉപയോക്താക്കൾ തങ്ങളുടെ ജോലി, വിദ്യാഭ്യാസം, താൽപര്യങ്ങൾ, യാത്രകൾ, ടെക്നോളജി ഉപയോഗം എന്നിവയെക്കുറിച്ചെല്ലാം സ്വതന്ത്രമായി പങ്കുവയ്ക്കുന്നു. ഈ വിവരങ്ങൾ ശ്രദ്ധാപൂർവ്വം വിശകലനം ചെയ്യുകൊണ്ട്, എഥിക്കൽ ഹാക്കർമാർക്ക് ഇനിപ്പറയുന്നവ പോലുള്ള നിർണായക ഉൾക്കാഴ്ചകൾ നേടാൻ കഴിയും:

ലക്ഷ്യ സംഘടനയുടെ ഘടനയും ജീവനക്കാരും: സോഷ്യൽ മീഡിയ പ്രൊഫൈലുകളിൽ നിന്ന് ജീവനക്കാരുടെ പദവികൾ, ടെക്നിക്കൽ കഴിവുകൾ, പ്രവർത്തന മേഖലകൾ എന്നിവയെക്കുറിച്ചുള്ള വിവരങ്ങൾ ശേഖരിക്കാം. ഇത് സാമൂഹിക എഞ്ചിനീയറിംഗ് ആക്രമണങ്ങൾ ആസൂത്രണം ചെയ്യാനും ലക്ഷ്യമിടുന്ന വ്യക്തികളെ തിരിച്ചറിയാനും സഹായിക്കുന്നു.

ഉപയോഗിക്കുന്ന സോഫ്റ്റ്‌വെയറും സേവനങ്ങളും: ജീവനക്കാർ തങ്ങളുടെ ജോലിയുമായി ബന്ധപ്പെട്ട് ഉപയോഗിക്കുന്ന സോഫ്റ്റ്‌വെയറും സേവനങ്ങളും പലപ്പോഴും അവരുടെ പ്രൊഫൈലുകളിൽ പരാമർശിക്കുന്നു. ഇത് ലക്ഷ്യ സിസ്റ്റത്തിൽ ഉപയോഗിക്കുന്ന സാങ്കേതികവിദ്യകളെ ക്കുറിച്ചുള്ള സൂചനകൾ നൽകുകയും അറിയപ്പെടുന്ന ദുർബലതകൾ കണ്ടെത്താൻ സഹായിക്കുകയും ചെയ്യുന്നു.

ദുർബലതകൾ കണ്ടെത്തി സാധ്യമായ ആക്രമണ വഴികൾ തിരിച്ചറിയൽ: നിയമപരമായ ഹാക്കിംഗിന്റെ കല

എഥിക്കൽ ഹാക്കിംഗിന്റെ ലോകത്ത്, ദുർബലതകൾ കണ്ടെത്തി പരിഹരിച്ച് നെറ്റ് വർക്കുകളുടെയും സിസ്റ്റങ്ങളുടെയും സുരക്ഷ മെച്ചപ്പെടുത്തുക എന്നതാണ് പ്രധാന ദൗത്യം. ഈ ദൗത്യത്തിന്റെ ഹൃദയഭാഗത്ത് സ്ഥിതിചെയ്യുന്നത് കൃത്യമായ വിവരങ്ങളും വിശകലനപാടവും വഴി ദുർബലതകൾ കണ്ടെത്തി അവ സാധ്യമായ ആക്രമണ വഴികളിലേക്ക് നയിക്കുന്ന രീതി തിരിച്ചറിയാനുള്ള കഴിവുമാണ്.

ഈ ലേഖനത്തിൽ, ദുർബലതകൾ കണ്ടെത്തുന്നതിനും സാധ്യമായ ആക്രമണ വഴികൾ തിരിച്ചറിയുന്നതിനുമുള്ള വിവിധ രീതികളും ശ്രദ്ധിക്കേണ്ട പ്രധാന പരിഗണനകളും നമുക്ക് പരിശോധിക്കാം.

1. ദുർബലതകൾ കണ്ടെത്തുന്നതിനുള്ള സാങ്കേതികങ്ങൾ:

നൂതനമായ ഉപകരണങ്ങളും സോഫ്റ്റ് വെയറുകളും ഉപയോഗിച്ച് വിവിധ തരത്തിലുള്ള ദുർബലതകൾ കണ്ടെത്താൻ എഥിക്കൽ ഹാക്കർമാർക്ക് കഴിയും. ചില പ്രധാന രീതികൾ ഇതാ:

- വൾണറബിലിറ്റി സ്കാനറുകൾ: ഈ യാന്ത്രിക ഉപകരണങ്ങൾ അറിയപ്പെടുന്ന ദുർബലതകൾക്കായി സിസ്റ്റങ്ങളെ സ്കാൻ ചെയ്യുകയും സാധ്യമായ ചൂഷണങ്ങൾ റിപ്പോർട്ട് ചെയ്യുകയും ചെയ്യുന്നു.

- പെനട്രേഷൻ ടെസ്റ്റിംഗ്: മാനുവൽ രീതിയിൽ സിസ്റ്റങ്ങളെ ആക്രമിച്ച് ദുർബലതകൾ കണ്ടെത്തുകയും ചൂഷണം ചെയ്യുകയും ചെയ്യുന്ന പ്രക്രിയയാണിത്. ഇത് കൂടുതൽ സമയം ചെലവഴിക്കുന്ന പ്രക്രിയയാണെങ്കിലും, പുതിയതും അറിയപ്പെടാത്തതുമായ ദുർബലതകൾ കണ്ടെത്താൻ ഇതിന് കഴിയും.

- കോഡ് റിവ്യൂ: സോഫ്റ്റ്‌വെയർ കോഡ് പരിശോധിച്ച് സുരക്ഷാ പ്രശ്നങ്ങൾ തിരിച്ചറിയുന്ന പ്രക്രിയ.

2. സാധ്യമായ ആക്രമണ വഴികൾ തിരിച്ചറിയൽ:

ഒരു ദുർബലത കണ്ടെത്തിയാൽ, അത് എങ്ങനെ ചൂഷണം ചെയ്ത് സിസ്റ്റത്തിൽ നുഴഞ്ഞുകയറാൻ ഉപയോഗിക്കാമെന്ന് എഥിക്കൽ ഹാക്കർമാർ വിശകലനം ചെയ്യുന്നു. ഇതിനെയാണ് ആക്രമണ വഴികൾ തിരിച്ചറിയൽ എന്നു പറയുന്നത്. ചില പ്രധാന പരിഗണനകൾ ഇതാ:

- ദുർബലതയുടെ ഗുരുതരത: ചില ദുർബലതകൾ കൂടുതൽ ഗുരുതരമാണ്, സിസ്റ്റത്തിലേക്ക് പൂർണ നിയന്ത്രണം നേടാൻ ആക്രമണകാരിയെ

സഹായിക്കും. മറ്റുള്ളവ ചെറിയ പ്രശ്നങ്ങൾക്ക് കാരണമാകുകയും എളുപ്പത്തിൽ പരിഹരിക്കാനാവുകയും ചെയ്യും.

Chapter 6: Gaining Access and Escalating Privileges:

- Understanding common network vulnerabilities and exploits

- Password spraying, brute-forcing, and phishing attacks

- Privilege escalation techniques and lateral movement

- Exploiting web applications and securing websites

Chapter 6: Gaining Access and Escalating Privileges:

അധ്യായം 6: ആക്സസ് നേടുകയും പദവി ഉയർത്തുകയും ചെയ്യുന്നു

സാധാരണ നെറ്റ്‌വർക്ക് ദുർബലതകളും ചൂഷണങ്ങളും മനസ്സിലാക്കൽ: നിങ്ങളുടെ ഡിജിറ്റൽ കോട്ട നിർമ്മിക്കാൻ

നമ്മുടെ ഡാറ്റയും സ്വകാര്യതയും സംരക്ഷിക്കുന്നതിൽ ശക്തമായ നെറ്റ്‌വർക്കുകൾ നിർണായക പങ്ക് വഹിക്കുന്നു. എന്നിരുന്നാലും, ഏതൊരു നെറ്റ്‌വർക്കും പൂർണതയുള്ളതല്ല, നുഴഞ്ഞുകയറ്റക്കാരുടെ ലക്ഷ്യമാകുവാനുള്ള സാധ്യത എപ്പോഴും നിലനിൽക്കുന്നു. ഈ നുഴഞ്ഞുകയറ്റങ്ങൾ സാധാരണയായി നടക്കുന്നത് നെറ്റ്‌വർക്കിലെ ദുർബലതകൾ ചൂഷണം ചെയ്യുകൊണ്ടാണ്. ഈ ലേഖനത്തിൽ, സാധാരണയായി കണ്ടുവരുന്ന ചില നെറ്റ്‌വർക്ക് ദുർബലതകളും അവ എങ്ങനെ ചൂഷണം ചെയ്യപ്പെടുന്നുവെന്നും നമുക്ക് പരിശോധിക്കാം.

1. സോഷ്യൽ എഞ്ചിനീയറിംഗ്: വിശ്വാസം തകർത്ത് നുഴഞ്ഞുകയറ്റം

സോഷ്യൽ എഞ്ചിനീയറിംഗ് എന്നത് ആളുകളുടെ വിശ്വാസം ചൂഷണം ചെയ്ത് നെറ്റ്

വർക്കുകളിലേക്ക് പ്രവേശനം നേടാനുള്ള ഒരു തന്ത്രമാണ്. ഫിഷിംഗ് ഇമെയിലുകൾ, വ്യാജ വെബ്സൈറ്റുകൾ, ടെലിഫോൺ കബളങ്ങൾ എന്നിവ ഇതിന്റെ ഉദാഹരണങ്ങളാണ്.

ഉദാഹരണത്തിന്, ഒരു ഫിഷിംഗ് ഇമെയിൽ കമ്പനിയിൽ നിന്നുള്ളതാണെന്ന് നടിച്ച് ഉപയോക്താവിനെ വ്യാജ വെബ്സൈറ്റിലേക്ക് ക്ലിക്ക് ചെയ്യാൻ പ്രേരിപ്പിക്കും. ഈ വ്യാജ വെബ് സൈറ്റിൽ ഉപയോക്താവ് തന്റെ ലോഗിൻ ക്രെഡൻഷ്യലുകൾ നൽകുകയാണെങ്കിൽ, അത് നുഴഞ്ഞുകയറ്റക്കാരൻ മോഷ്ടിക്കുകയും നെറ്റ് വർക്കിലേക്ക് പ്രവേശനം നേടുകയും ചെയ്യും.

2. SQL ഇൻജക്ഷൻ: ഡാറ്റാബേസുകളിലേക്കുള്ള കവാട് തുറക്കുന്നു

SQL ഇൻജക്ഷൻ എന്നത് വ്യാജ SQL കമാൻഡുകൾ ഉപയോഗിച്ച് വെബ്സൈറ്റുകളുടെ ഡാറ്റാബേസുകളിലേക്ക് നുഴഞ്ഞുകയറാനുള്ള ഒരു രീതിയാണ്. ഉദാഹരണത്തിന്, ഒരു ലോഗിൻ ഫോമിൽ ഉപയോക്താവ് "admin' OR 1=1" എന്ന് നൽകിയാൽ, ഈ വ്യാജ കമാൻഡ് എപ്പോഴും ശരിയായി വിലയിരുത്തപ്പെടുകയും നുഴഞ്ഞുകയറ്റക്കാരന് അഡ്മിൻ പ്രവേശനം നേടാൻ കഴിയുകയും ചെയ്യും.

പാസ്‌വേഡ് സ്പ്രേയിംഗും ബ്രൂട്ട് ഫോഴ്‌സിംഗും ഫിഷിംഗും: ഡിജിറ്റൽ കവചം തുരത്തുമുട്ടുന്ന മൂന്ന് ശത്രുക്കൾ

നമ്മുടെ ഡിജിറ്റൽ ലോകത്ത്, ഓൺലൈൻ അക്കൗണ്ടുകളുടെ സുരക്ഷ ഉറപ്പാക്കാൻ ശക്തമായ പാസ്‌വേഡുകൾ അനിവാര്യമാണ്. എന്നിരുന്നാലും, ദുർബല പാസ്‌വേഡുകളും നിലക്കാത്ത ആക്രമണ ശ്രമങ്ങളും നമ്മുടെ ഡാറ്റയെയും സ്വകാര്യതയെയും എപ്പോഴും അപകടത്തിലാക്കുന്നു. ഈ ലേഖനത്തിൽ, പാസ്‌വേഡ് സ്പ്രേയിംഗ്, ബ്രൂട്ട് ഫോഴ്‌സിംഗ്, ഫിഷിംഗ് എന്നീ മൂന്ന് സാധാരണ പാസ്‌വേഡ് ആക്രമണ രീതികളെക്കുറിച്ച് നമുക്ക് പരിശോധിക്കാം.

1. പാസ്‌വേഡ് സ്പ്രേയിംഗ്: വ്യാപകമായ മഴയെറിയൽ

ഒരു ചെറിയ പട്ടികയിൽ നിന്നുള്ള പാസ്‌വേഡുകൾ നിരവധി അക്കൗണ്ടുകളിലേക്ക് "സ്പ്രേ" ചെയ്യുന്നതിലൂടെയാണ് പാസ്‌വേഡ് സ്പ്രേയിംഗ് പ്രവർത്തിക്കുന്നത്. പൊതുവായി ഉപയോഗിക്കുന്ന പാസ്‌വേഡുകൾ, ജനനത്തീയതികൾ, ഡിക്ഷണറികളിൽ നിന്നുള്ള വാക്കുകൾ എന്നിവയെല്ലാം ഈ പട്ടികയിൽ ഉൾപ്പെടുത്താം.

എല്ലാ അക്കൗണ്ടുകളിലേക്കും ഒരേ സമയം ഒരേ പാസ്‌വേഡ് ഉപയോഗിക്കുന്ന ഉപയോക്താക്കളെയാണ് ഈ ആക്രമണം

പ്രധാനമായും ലക്ഷ്യമിടുന്നത്. കുറച്ച് അക്കൗണ്ടുകളിൽ മാത്രമേ ഈ പാസ്‌വേഡ് പ്രവർത്തിക്കുകയുള്ളൂവെങ്കിലും, വളരെയധികം അക്കൗണ്ടുകൾ ലക്ഷ്യമിടുന്നതിലൂടെ ഏതാനും അക്കൗണ്ടുകളിലേക്ക് കടന്നുകയറാനുള്ള സാധ്യത വർദ്ധിപ്പിക്കുന്നു.

2. ബ്രൂട്ട് ഫോഴ്സിംഗ്: ശക്തമായ ശക്തി പരീക്ഷണം

ബ്രൂട്ട് ഫോഴ്സിംഗ് എന്നത് സാധ്യമായ എല്ലാ കോമ്പിനേഷനുകളും പരീക്ഷിച്ച് ശരിയായ പാസ് വേഡ് കണ്ടെത്തുന്ന കൂടുതൽ ബലപ്രയോഗപരമായ രീതിയാണ്. കുറുപ്പും ലളിതവുമായ പാസ്‌വേഡുകൾക്ക് ഇരയാകാനുള്ള സാധ്യത കൂടുതലാണെങ്കിലും, നീളമേറിയതും സങ്കീർണവുമായ പാസ് വേഡുകൾ പോലും കംപ്യൂട്ടറുകളുടെ കരുത്ത വഴി തകർക്കപ്പെടാം.

പ്രവേശനം ഉയർത്തൽ സാങ്കേതികങ്ങളും ലാറ്ററൽ ചലനവും: സൈബർ ആക്രമണങ്ങളുടെ രണ്ടാം ഘട്ടം

ഒരു സിസ്റ്റത്തിലേക്ക് ആദ്യം പ്രവേശനം നേടുന്നത് സൈബർ ആക്രമണത്തിന്റെ പകുതി മാത്രമാണ്. യഥാർത്ഥ നാശം വിതയ്ക്കാൻ, ആക്രമണകാരിക്ക് സിസ്റ്റത്തിലെ തന്നെ അധികാരം വർദ്ധിപ്പിക്കേണ്ടതുണ്ട്. ഇവിടെയാണ് പ്രവേശനം ഉയർത്തൽ സാങ്കേതികങ്ങളും ലാറ്ററൽ ചലനവും പങ്കിലെടുക്കുന്നത്.

പ്രവേശനം ഉയർത്തൽ (Privilege Escalation):

ഒരു സിസ്റ്റത്തിലെ പ്രവേശനം നേടിയ ശേഷം, ആക്രമണകാരി തന്റെ അധികാരം കുറഞ്ഞ തലത്തിൽ നിന്ന് ഉയർന്ന തലത്തിലേക്ക് വർദ്ധിപ്പിക്കാൻ ശ്രമിക്കുന്നു. ഇതിനെയാണ് പ്രവേശനം ഉയർത്തൽ എന്നു പറയുന്നത്. ഇതിലൂടെ, സിസ്റ്റത്തിന്റെ നിയന്ത്രണം പൂർണമായും ഏറ്റെടുക്കാനും ഡാറ്റ മോഷ്ടിക്കാനും സിസ്റ്റം തകരാറിലാക്കാനും കഴിയും.

പ്രവേശനം ഉയർത്താൻ ഉപയോഗിക്കുന്ന ചില സാധാരണ സാങ്കേതികങ്ങൾ ഇതാ:

- വൾണറബിലിറ്റി ചൂഷണം: സിസ്റ്റത്തിലെ അറിയപ്പെടുന്ന ദുർബലതകൾ ചൂഷണം ചെയ്ത് അധികാരം വർദ്ധിപ്പിക്കുക.

- Misconfiguration: സിസ്റ്റം തെറ്റായി ക്രമീകരിച്ചിരിക്കുന്നത് പ്രയോജനപ്പെടുത്തി അധികാരം വർദ്ധിപ്പിക്കുക.

- Password spraying and brute-forcing: ഉയർന്ന അധികാരമുള്ള അക്കൗണ്ടുകളുടെ പാസ് വേഡുകൾ ഊഹിക്കാൻ ശ്രമിക്കുക.

- Social engineering: ഉപയോക്താക്കളെ കബളിപ്പിച്ച് അവരുടെ പ്രവേശന ക്രെഡൻഷ്യലുകൾ നേടിയെടുക്കുക.

ലാറ്ററൽ ചലനം (Lateral Movement):

പ്രവേശനം ഉയർത്തിയ ശേഷം, ആക്രമണകാരി നെറ്റ്‌വർക്കിലൂടെ ചലിച്ച് മറ്റ് സിസ്റ്റങ്ങളിലേക്ക് പ്രവേശനം നേടാൻ ശ്രമിക്കുന്നു. ഇതിനെയാണ് ലാറ്ററൽ ചലനം എന്നു പറയുന്നത്. ലാറ്ററൽ ചലനം വഴി, ആക്രമണകാരി നെറ്റ്‌വർക്കിന്റെ വിവിധ ഭാഗങ്ങളിലേക്ക് പ്രവേശിച്ച് കൂടുതൽ നാശം വിതയ്ക്കാൻ കഴിയും.

ലാറ്ററൽ ചലനത്തിനുപയോഗിക്കുന്ന ചില സാധാരണ സാങ്കേതികങ്ങൾ ഇതാ:

- Pass-the-hash: ഹാഷ് ചെയ്ത പാസ്‌വേഡുകൾ മറ്റ് സിസ്റ്റങ്ങളിലേക്ക് കൈമാറുകയും അവിടെ ഉപയോഗിച്ച് പ്രവേശനം നേടുകയും ചെയ്യുക.

വെബ് ആപ്ലിക്കേഷനുകൾ ചൂഷണം ചെയ്യൽ: നിങ്ങളുടെ വെബ്സൈറ്റിന്റെ കാവൽഭടന്മാരാകാം

നമ്മുടെ ഡിജിറ്റൽ ലോകത്ത്, വെബ്സൈറ്റുകൾ അവശ്യഘടകങ്ങളാണ്. ഓൺലൈൻ ഷോപ്പിംഗ് മുതൽ ബാങ്കിംഗ് വരെ, എല്ലാം നടക്കുന്നത് ഈ വെബ്സൈറ്റുകൾ വഴിയാണ്. എന്നിരുന്നാലും, ഓരോ നാണയത്തിനും രണ്ട് വശങ്ങളുണ്ട് എന്നതുപോലെ, വെബ്സൈറ്റുകൾക്കും ദുർബലതകൾ ഉണ്ട്. ഈ ദുർബലതകൾ ചൂഷണം ചെയ്യ് ഹാക്കർമാർ വെബ്സൈറ്റുകളിലേക്ക് നുഴഞ്ഞുകയറി ഡാറ്റ മോഷ്ടിക്കുകയോ സിസ്റ്റം തകരാറിലാക്കുകയോ ചെയ്യാം. ഈ ലേഖനത്തിൽ, സാധാരണ വെബ് ആപ്ലിക്കേഷൻ ദുർബലതകളും വെബ്സൈറ്റുകളുടെ സുരക്ഷ മെച്ചപ്പെടുത്താനുള്ള വഴികളും നമുക്ക് പരിശോധിക്കാം.

സാധാരണ വെബ് ആപ്ലിക്കേഷൻ ദുർബലതകൾ:

- SQL ഇൻജക്ഷൻ: ഉപയോക്താക്കൾ നൽകുന്ന ഇൻപുട്ട് വഴി ഡാറ്റാബേസുകളിലേക്ക് ദുർബലമായ SQL കമാൻഡുകൾ കടത്തിവിടുന്നതിലൂടെ നടക്കുന്ന ആക്രമണം.

- ക്രോസ്-സൈറ്റ് സ്ക്രിപ്റ്റിംഗ് (XSS): മറ്റ് ഉപയോക്താക്കളുടെ ബ്രൗസറുകളിൽ ദുർബലമായ സ്ക്രിപ്റ്റുകൾ പ്രവർത്തിപ്പിക്കുന്നതിലൂടെ നടക്കുന്ന ആക്രമണം.

- സെഷൻ ഹൈജാക്കിംഗ്: ഉപയോക്താക്കളുടെ സെഷൻ കുക്കികൾ മോഷ്ടിച്ച് അവരുടെ അക്കൗണ്ട് ആക്രമിക്കുന്ന രീതി.

- ഫയൽ അപ്‌ലോഡ് ദുർബലതകൾ: ദുർബലമായ ഫയൽ അപ്‌ലോഡ് ഫംഗ്ഷനുകൾ വഴി മാലിഷ്യസ് ഫയലുകൾ സെർവറിലേക്ക് അപ് ലോഡ് ചെയ്ത് നിയന്ത്രണം ഏറ്റെടുക്കുന്ന രീതി.

- ക്രോസ്-സൈറ്റ് റിക്വസ്റ്റ് ഫോർജറി (CSRF): വ്യാജ വെബ് റിക്വസ്റ്റുകൾ ഉപയോഗിച്ച് ഉപയോക്താവിന്റെ നിയമപരമായ പ്രവർത്തനങ്ങൾ ചൂഷണം ചെയ്യുന്ന രീതി.

വെബ്‌സൈറ്റുകൾ സുരക്ഷിതമാക്കാനുള്ള വഴികൾ:

- സുരക്ഷിത കോഡിംഗ് പരിപാടികൾ പിന്തുടരുക: സുരക്ഷാ ദുർബലതകൾ കുറയ്ക്കുന്ന കോഡിംഗ് രീതികൾ ഉപയോഗിക്കുക.

- റെഗുലർ സോഫ്റ്റ്‌വെയർ അപ്‌ഡേറ്റുകൾ: വെബ് ആപ്ലിക്കേഷനുകളും സെർവർ സോഫ്റ്റ് വെയറും അപ്‌ഡേറ്റ് ചെയ്ത് അറിയപ്പെടുന്ന ദുർബലതകൾ പരിഹരിക്കുക.

- ഇൻപുട്ട് വാലിഡേഷൻ നടപ്പിലാക്കുക: ഉപയോക്താക്കളിൽ നിന്നുള്ള ഇൻപുട്ട് ശരിയാണെന്ന് ഉറപ്പാക്കാൻ വാലിഡേഷൻ നടപടികൾ നടപ്പിലാക്കുക.

Chapter 7: Maintaining Access and Covering Tracks:

- Techniques for establishing persistent access

- Rootkits, backdoors, and command shells

- Log manipulation and evidence concealment

- Maintaining operational security (OpSec)

Chapter 7: Maintaining Access and Covering Tracks:

അധ്യായം 7: ആക്സസ് നിലനിർത്തുകയും ട്രാക്കുകൾ മറയ്ക്കുകയും ചെയ്യുന്നു

സ്ഥിരമായ പ്രവേശനം സ്ഥാപിക്കാനുള്ള സാങ്കേതികങ്ങൾ: നീണ്ട കാലത്തേക്കുള്ള നിഴൽ

ഒരു സിസ്റ്റത്തിലേക്ക് നുഴഞ്ഞുകയറുന്നത് ഒരു കഥയുടെ പകുതി മാത്രമാണ്. യഥാർത്ഥ നാശം വിതയ്ക്കാനും ദീർഘകാല നേട്ടം കൈവരിക്കാനും, ആക്രമണകാരിക്ക് സ്ഥിരമായ പ്രവേശനം സ്ഥാപിക്കേണ്ടത് അനിവാര്യമാണ്. ഈ ലേഖനത്തിൽ, സിസ്റ്റങ്ങളിൽ സ്ഥിരമായ പ്രവേശനം നേടുന്നതിനും നിലനിറുത്തുന്നതിനുമുള്ള വിവിധ സാങ്കേതികങ്ങളും അവ തടയുന്നതിനുള്ള പ്രതിരോധ നടപടികളും നമുക്ക് പരിശോധിക്കാം.

1. ബാക്ക്ഡോറുകൾ സ്ഥാപിക്കൽ: രഹസ്യ വാതിൽ തുറക്കുന്നു

ഒരു ബാക്ക്ഡോർ എന്നത് സിസ്റ്റത്തിലേക്ക് നുഴഞ്ഞുകയറ്റക്കാരന് ഭാവിയിൽ എളുപ്പത്തിൽ പ്രവേശനം നേടാൻ കഴിയുന്ന ഒരു രഹസ്യ

വാതിലാണ്. ഇത് സാധാരണയായി ദുർബലമായ സോഫ്റ്റ്‌വെയറോ കോൺഫിഗറേഷൻ ഫയലുകളോ സ്വാധീനിച്ച് സൃഷ്ടിക്കപ്പെടുന്നു. ബാക്ക്‌ഡോറുകൾ വിവിധ രൂപത്തിലുണ്ടാകാം, ഉദാഹരണത്തിന്:

- ഹിഡൻ പ്രോസസ്സുകൾ: സിസ്റ്റത്തിന്റെ സാധാരണ പ്രവർത്തനങ്ങളിൽ നിന്ന് മറഞ്ഞിരിക്കുന്ന ദുർബല പ്രോഗ്രാമുകൾ.

- Web shells: ഹാക്കർമാർ റിമോട്ടായി കമാൻഡുകൾ നടപ്പിലാക്കാൻ ഉപയോഗിക്കുന്ന തിരഞ്ഞെടുത്ത വെബ്‌സൈറ്റുകളിലേക്ക് ഒളിപ്പിച്ച സ്ക്രിപ്റ്റുകൾ.

- Rootkits: സിസ്റ്റത്തിന്റെ പ്രധാന ഭാഗങ്ങളിൽ ആഴത്തിൽ ഒളിപ്പിച്ച മാലിഷ്യസ് സോഫ്റ്റ് വെയർ.

പ്രതിരോധ നടപടികൾ:

- ഫയൽ ഇന്റഗ്രിറ്റി മോണിറ്ററിംഗ്: സിസ്റ്റം ഫയലുകളിലെ മാറ്റങ്ങൾ കണ്ടെത്തി റിപ്പോർട്ട് ചെയ്യുന്ന ഉപകരണങ്ങൾ ഉപയോഗിക്കുക.

- ആന്റി-വൈറസ് സോഫ്റ്റ് വെയർ: അറിയപ്പെടുന്ന മാലിഷ്യസ് സോഫ്റ്റ് വെയറിനെതിരെ സംരക്ഷണം നൽകുന്ന സോഫ്റ്റ്‌വെയർ ഉപയോഗിക്കുക.

- ലോഗ് വിശകലനം: സിസ്റ്റം ലോഗുകളിൽ സംശയാസ്പദ പ്രവർത്തനങ്ങൾക്കായി നിരന്തരം നിരീക്ഷിക്കുക.

- ലോഗ് വിശകലനം: സിസ്റ്റം ലോഗുകളിൽ സംശയാസ്പദ പ്രവർത്തനങ്ങൾക്കായി നിരന്തരം നിരീക്ഷിക്കുക.

റൂട്ട്കിറ്റുകൾ, ബാക്ക്ഡോറുകൾ, കമാൻഡ് ഷെല്ലുകൾ: ഡിജിറ്റൽ നിഴലുകൾക്കുള്ള ഉപകരണങ്ങൾ

നമ്മുടെ കമ്പ്യൂട്ടറുകളും നെറ്റ്‌വർക്കുകളും സൈബർ ആക്രമണങ്ങൾക്കെതിരെ നിരന്തരം ജാഗ്രത പുലർത്തേണ്ടതുണ്ട്. ഈ ആക്രമണങ്ങൾ നടപ്പിലാക്കാൻ ഉപയോഗിക്കുന്ന ഏറ്റവും പ്രധാനപ്പെട്ട ഉപകരണങ്ങളിൽ മൂന്നെണ്ണമാണ് റൂട്ട്കിറ്റുകൾ, ബാക്ക്ഡോറുകൾ, കമാൻഡ് ഷെല്ലുകൾ. ഈ ലേഖനത്തിൽ, ഈ മൂന്ന് സങ്കേതങ്ങളും അവ എങ്ങനെ പ്രവർത്തിക്കുന്നുവെന്നും നമ്മുടെ സിസ്റ്റങ്ങളെ അവയിൽ നിന്ന് എങ്ങനെ സംരക്ഷിക്കാമെന്നും നമുക്ക് പരിശോധിക്കാം.

1. റൂട്ട്കിറ്റുകൾ: നിഴലിലെ ശത്രു

റൂട്ട്കിറ്റുകൾ എന്നത് സിസ്റ്റത്തിന്റെ ഏറ്റവും ഉയർന്ന അധികാരം നേടുകയും അവിടെ ഒളിപ്പിച്ച് പ്രവർത്തിക്കുകയും ചെയ്യുന്ന മാലിഷ്യസ് സോഫ്റ്റ്‌വെയറാണ്. സിസ്റ്റം പ്രവർത്തനങ്ങളും ഫയലുകളും ആക്രമണകാരിയിൽ നിന്ന് മറയ്ക്കുകയും അനധികൃത നിയന്ത്രണം പ്രദാനം ചെയ്യുകയും ചെയ്യുക എന്നതാണ് അവയുടെ ലക്ഷ്യം. റൂട്ട് കിറ്റുകൾ വിവിധ രൂപത്തിലുണ്ടാകാം, ഉദാഹരണത്തിന്:

- കെർണൽ ലെവൽ റൂട്ട്കിറ്റുകൾ: സിസ്റ്റത്തിന്റെ കേന്ദ്രഭാഗത്തുതന്നെ ഒളിപ്പിച്ച് പ്രവർത്തിക്കുന്നവ.

- ലൈബ്രറി റൂട്ട്കിറ്റുകൾ: പ്രധാനപ്പെട്ട ലൈബ്രറികളെ മാറ്റിമറിച്ച് പ്രവർത്തിക്കുന്നവ.

- ആപ്ലിക്കേഷൻ റൂട്ട്കിറ്റുകൾ: സാധാരണ ആപ്ലിക്കേഷനുകളിലേക്ക് ഒളിപ്പിച്ച് കടത്തിവിടുന്നവ.

പ്രതിരോധ നടപടികൾ:

- ആൻറി-റൂട്ട്കിറ്റ് സോഫ്റ്റ്‌വെയർ: റൂട്ട്കിറ്റുകൾ കണ്ടെത്തി നീക്കം ചെയ്യാൻ സഹായിക്കുന്ന ഉപകരണങ്ങൾ ഉപയോഗിക്കുക.

- സിസ്റ്റം ഇൻറഗ്രിറ്റി മോണിറ്ററിംഗ്: സിസ്റ്റം ഫയലുകളിലെ മാറ്റങ്ങൾ കണ്ടെത്തി റിപ്പോർട്ട് ചെയ്യുന്ന ഉപകരണങ്ങൾ ഉപയോഗിക്കുക.

- ഫയർവാളുകൾ: അനധികൃത ആക്സസ് തടയാൻ ഫയർവാളുകൾ ഉപയോഗിക്കുക.

2. ബാക്ക്ഡോറുകൾ: രഹസ്യ വാതിൽ

ബാക്ക്ഡോറുകൾ എന്നത് സിസ്റ്റത്തിലേക്ക് നുഴഞ്ഞുകയറ്റക്കാരന് ഭാവിയിൽ എളുപ്പത്തിൽ പ്രവേശനം നേടാൻ കഴിയുന്ന ഒരു രഹസ്യ വാതിലാണ്.

ഓപ്പറേഷണൽ സുരക്ഷ (OpSec): നിങ്ങളുടെ പ്രവർത്തനങ്ങളുടെ രഹസ്യം സംരക്ഷിക്കുന്നു

നമ്മുടെ ഡിജിറ്റൽ യുഗത്തിൽ, ഓൺലൈൻ സുരക്ഷയ്ക്ക് അനിവാര്യമായ ഒരു പ്രധാന ഘടകമാണ് ഓപ്പറേഷണൽ സുരക്ഷ (OpSec). നിങ്ങളുടെ പ്രവർത്തനങ്ങളെയും പദ്ധതികളെയും സംബന്ധിച്ച സെൻസിറ്റീവ് വിവരങ്ങൾ ചോർച്ചയിൽനിന്ന് സംരക്ഷിക്കുന്നതിനുള്ള നടപടികളുടെയും നയങ്ങളുടെയും ഒരു കൂട്ടമാണിത്.

ഒരുപക്ഷേ നിങ്ങൾ ഒരു സൈനിക സംഘടനയുടെയോ രഹസ്യാന്വേഷണ ഏജൻസിയുടെയോ ഭാഗമാണെങ്കിൽ മാത്രമേ OpSec പ്രധാനമായിരിക്കൂ എന്ന് നിങ്ങൾ ചിന്തിച്ചേക്കാം. എന്നാൽ, യാഥാർത്ഥത്തിൽ, ഓൺലൈനിൽ പ്രവർത്തിക്കുന്ന ഏതൊരാൾക്കും ഇത് പ്രസക്തമാണ്. ഹാക്കർമാർ, സർക്കാർ നിരീക്ഷണങ്ങൾ, ഡാറ്റ മോഷ്ടാക്കൾ തുടങ്ങിയ ഭീഷണികളിൽനിന്ന് നിങ്ങളുടെ സ്വകാര്യതയും സുരക്ഷയും സംരക്ഷിക്കാൻ OpSec സഹായിക്കുന്നു.

OpSec-ന്റെ പ്രധാന തത്വങ്ങൾ

OpSec-ന്റെ അടിസ്ഥാന തത്വങ്ങൾ ലളിതമാണ്, പക്ഷേ ഫലപ്രദമാണ്. ഇവയിൽ ഉൾപ്പെടുന്നവ:

- സെൻസിറ്റീവ് വിവരങ്ങൾ തിരിച്ചറിയുക: നിങ്ങളുടെ പ്രവർത്തനങ്ങളെക്കുറിച്ചും പദ്ധതികളെക്കുറിച്ചും ഏത് വിവരങ്ങളാണ് സെൻസിറ്റീവ് ആണെന്ന് തിരിച്ചറിയുക. ഇതിൽ നിങ്ങളുടെ ലൊക്കേഷൻ, ഐഡന്റിറ്റി, ആശയവിനിമയങ്ങ ൾ, സാങ്കേതിക ഉപകരണങ്ങൾ എന്നിവയെക്കുറിച്ചുള്ള വിവരങ്ങൾ ഉൾപ്പെടുത്താം.

- വിവരങ്ങൾ പരിമിതപ്പെടുത്തുക: സെൻസിറ്റീവ് വിവരങ്ങൾ ആവശ്യമുള്ളവരുമായി മാത്രം പങ്കിടുക. വിവരങ്ങൾ പങ്കിടുന്നതിനുമുമ്പ്, അത് പങ്കിടേണ്ടത് ആവശ്യമാണോ എന്ന് സ്വയം ചോദിക്കുക.

- ഡിജിറ്റൽ footprint കുറയ്ക്കുക: നിങ്ങളുടെ ഓൺലൈൻ പ്രവർത്തനങ്ങളുടെ ട്രാക്കുകൾ കുറയ്ക്കുക. നിങ്ങളുടെ സോഷ്യൽ മീഡിയ പ്രൊഫൈലുകൾ സ്വകാര്യമാക്കുക, നിങ്ങളുടെ ബ്രൗസിംഗ് ചരിത്രം ഇടയ്ക്കിടെ മായ്ക്കുക, ജിയോലൊക്കേഷൻ സേവനങ്ങൾ പ്രവർത്തനരഹിതമാക്കുക തുടങ്ങിയ കാര്യങ്ങൾ ചെയ്യാം.

- സുരക്ഷിത കമ്മ്യൂണിക്കേഷൻ ചാനലുകൾ ഉപയോഗിക്കുക: സെൻസിറ്റീവ് വിവരങ്ങൾ കൈമാറുമ്പോൾ എൻക്രിപ്ഷൻ പോലുള്ള സുരക്ഷിത കമ്മ്യൂണിക്കേഷൻ ചാനലുകൾ ഉപയോഗിക്കുക.

Chapter 8: Defense Mechanisms and Countermeasures:

o   Understanding network security controls and firewalls

o   Intrusion detection and prevention systems (IDS/IPS)

o   Security hardening and vulnerability patching

o   Building resilient and secure networks

Chapter 8: Defense Mechanisms and Countermeasures:

അധ്യായം 8: പ്രതിരോധ സംവിധാനങ്ങളും പ്രതികരണ നടപടികളും

നെറ്റ്‌വർക്ക് സുരക്ഷാ നിയന്ത്രണങ്ങൾ: ഡിജിറ്റൽ കാവൽഭടന്മാർ

നമ്മുടെ ഡിജിറ്റൽ ലോകത്ത്, നെറ്റ്‌വർക്കുകൾ വിവരങ്ങളുടെ പ്രവാഹമാണ്. ഈ പ്രവാഹം സുരക്ഷിതമാക്കുന്നതിനാണ് നെറ്റ്‌വർക്ക് സുരക്ഷാ നിയന്ത്രണങ്ങൾ നിലനിൽക്കുന്നത്. ഈ ലേഖനത്തിൽ, പ്രധാനപ്പെട്ട നിയന്ത്രണങ്ങളും അവ എങ്ങനെ നമ്മുടെ നെറ്റ്‌വർക്കുകളെ സംരക്ഷിക്കുന്നുവെന്നും നമുക്ക് പരിശോധിക്കാം. കൂടാതെ, നെറ്റ്‌വർക്ക് സുരക്ഷയുടെ കാതലായ ഒരു ഘടകം, ഫയർവാളുകളുടെ പ്രവർത്തനവും നാം മനസ്സിലാക്കും.

നെറ്റ്‌വർക്ക് സുരക്ഷാ നിയന്ത്രണങ്ങൾ: നിരന്തര കാവൽ

1. ആക്സസ് നിയന്ത്രണം (Access Control): ആരാണ് നെറ്റ്‌വർക്കിലേക്ക് പ്രവേശിക്കാൻ അനുമതിയുള്ളതെന്ന് നിർണ്ണയിക്കുന്ന ചട്ടക്കൂട്. ഇതിൽ ഉപയോക്താക്കൾക്ക്

വിഭവങ്ങളിലേക്കുള്ള പ്രവേശനം നിയന്ത്രിക്കുകയും അനധികൃത പ്രവേശനം തടയുകയും ചെയ്യുന്ന രീതികൾ ഉൾപ്പെടും.

2. വിരുദ്ധ വൈറസ് സോഫ്റ്റ്‌വെയർ (Antivirus Software): മാലിഷ്യസ് സോഫ്റ്റ്‌വെയറുകൾ (വൈറസുകൾ, ട്രോജൻ ഹോർസുകൾ, മുതലായവ) കണ്ടെത്തി നീക്കം ചെയ്യാൻ സഹായിക്കുന്ന ഉപകരണങ്ങൾ.

3. ഇൻട്രൂഷൻ ഡിറ്റക്ഷൻ ആൻഡ് പ്രവൻഷൻ സിസ്റ്റം (IDS/IPS): നെറ്റ്‌വർക്കിലെ സംശയാസ്പദ പ്രവർത്തനങ്ങൾ കണ്ടെത്തി തടയുന്ന സംവിധാനങ്ങൾ.

4. ഡാറ്റാ എൻക്രിപ്ഷൻ: വിവരങ്ങൾ വായിക്കാൻ കഴിയാത്ത രീതിയിൽ മറയ്ക്കുകയും അനധികൃത ആക്ക്സ് തടയുകയും ചെയ്യുന്ന സാങ്കേതികത.

5. പാച്ച് മാനേജ്മെന്റ്: സോഫ്റ്റ്‌വെയർ ദുർബലതകൾ പരിഹരിക്കുന്ന അപ്‌ഡേറ്റുകൾ കൃത്യസമയത്ത് ഇൻസ്റ്റാൾ ചെയ്യുന്നതിനുള്ള പ്രക്രിയ.

6. നെറ്റ്‌വർക്ക് സെഗ്മെന്റേഷൻ: നെറ്റ്‌വർക്കിനെ ഉപവിഭാഗങ്ങളായി തിരിച്ച് വിഭവങ്ങളിലേക്കുള്ള പ്രവേശനം നിയന്ത്രിക്കുന്ന രീതി.

ഫയർവാളുകൾ: ഡിജിറ്റൽ അതിർകൾ

ഫയർവാളുകൾ നെറ്റ്‌വർക്കിലേക്കുള്ള ട്രാഫിക്കിന്റെ ഗേറ്റ്കീപ്പർമാരാണ്. അനധികൃത

ട്രാഫിക്കിനെ തടയുകയും അനുവദനീയമായ ട്രാഫിക്കിനെ മാത്രം അനുവദിക്കുകയും ചെയ്യുന്ന സുരക്ഷാ ഉപകരണങ്ങളാണ് ഇവ.

ട്രാഫിക്കിനെ തടയുകയും അനുവദനീയമായ ട്രാഫിക്കിനെ മാത്രം അനുവദിക്കുകയും ചെയ്യുന്ന സുരക്ഷാ ഉപകരണങ്ങളാണ് ഇവ.

അപരിചിത അതിഥികളെ കണ്ടെത്തുകയും തടയുകയും ചെയ്യുന്നു: ഇൻട്രൂഷൻ ഡിറ്റക്ഷൻ ആൻഡ് പ്രവൻഷൻ സിസ്റ്റങ്ങൾ (IDS/IPS)

നമ്മുടെ ഡിജിറ്റൽ ലോകത്ത് നെറ്റ്‌വർക്കുകളുടെ സുരക്ഷ അനിവാര്യമാണ്. ഇതിനായി നിരവധി കാവൽഭടന്മാർ നിലനിൽക്കുന്നു, അതിൽ പ്രധാനപ്പെട്ടവരാണ് ഇൻട്രൂഷൻ ഡിറ്റക്ഷൻ ആൻഡ് പ്രവൻഷൻ സിസ്റ്റങ്ങൾ (IDS/IPS). ഈ ലേഖനത്തിൽ, നെറ്റ്‌വർക്കിലേക്കുള്ള അനധികൃത പ്രവേശനങ്ങൾ കണ്ടെത്തി തടയുന്നതിൽ IDS/IPS വഹിക്കുന്ന നിർണായക പങ്കിനെക്കുറിച്ച് നമുക്ക് മനസ്സിലാക്കാം.

അപകടങ്ങൾ കണ്ടെത്തുന്ന കണ്ണുകൾ: ഇൻട്രൂഷൻ ഡിറ്റക്ഷൻ സിസ്റ്റം (IDS)

ഒരു IDS നെറ്റ്‌വർക്കിലൂടെയുള്ള ട്രാഫിക്കിനെ നിരീക്ഷിച്ച് സംശയാസ്പദ പ്രവർത്തനങ്ങൾ കണ്ടെത്തുന്ന ഒരു സുരക്ഷാ ഉപകരണമാണ്. ഈ പ്രവർത്തനങ്ങളിൽ ഉൾപ്പെടുന്നവ:

- അറിയപ്പെടുന്ന ആക്രമണ രീതികളുടെ ഉപയോഗം
- സാധാരണ നെറ്റ്‌വർക്ക് പ്രവർത്തനത്തിൽ നിന്നുള്ള വ്യതിയാനങ്ങൾ
- അനധികൃത ആക്സസ് ശ്രമങ്ങൾ
- ദുർബല ഫയലുകൾ ആക്സസ് ചെയ്യൽ

ഒരു IDS സംശയാസ്പദ പ്രവർത്തനം കണ്ടെത്തിയാൽ, സുരക്ഷാ ടീമിനെ അറിയിക്കുകയും ലോഗ് ഫയലുകൾ സൂക്ഷിക്കുകയും ചെയ്യും. എന്നിരുന്നാലും, IDS പ്രവർത്തനം പ്രധാനമായും നിരീക്ഷണത്തിലും റിപ്പോർട്ടിംഗിലും മാത്രമാണ് കേന്ദ്രീകൃതമായിരിക്കുന്നത്.

തടസ്സമുണ്ടാക്കുന്ന കവചം: ഇൻട്രൂഷൻ പ്രവൻഷൻ സിസ്റ്റം (IPS)

ഒരു IPS ഒരു IDS-ന്റെ കഴിവുകളെ കൂടുതൽ വിപുലീകരിക്കുന്നു. സംശയാസ്പദ പ്രവർത്തനം കണ്ടെത്തുന്നതിനൊപ്പം, ഇത് അനധികൃത പ്രവേശനങ്ങൾ തടയുന്നതിനും നടപടികൾ എടുക്കുന്നതിനും കഴിവുള്ളതാണ്. ഈ നടപടികളിൽ ഉൾപ്പെടുന്നവ:

- അനധികൃത ഐപി വിലാസങ്ങളിൽ നിന്നുള്ള ട്രാഫിക് തടയൽ

- സംശയാസ്പദമായ ഫയലുകൾ ക്വാറന്റൈനിലേക്ക് നീക്കൽ

- നെറ്റ്‌വർക്ക് ഉപകരണങ്ങളിലേക്കുള്ള ആക്സസ് തടയൽ

IPS-ന്റെ പ്രവർത്തനം കൂടുതൽ സജീവവും പ്രതിരോധാത്മകവുമാണ്. ഇത് നെറ്റ്‌വർക്കിന്റെ സുരക്ഷയെ കൂടുതൽ ശക്തിപ്പെടുത്തുന്നു.

IDS vs IPS: ഏതാണ് മികച്ചത്?

IDS-ഉം IPS-ഉം വ്യത്യസ്ത പങ്കാണ് വഹിക്കുന്നത്, രണ്ടും ഫലപ്രദമായ നെറ്റ്‌വർക്ക് സുരക്ഷയ്ക്ക് ആവശ്യമാണ്.

സുരക്ഷാ കവചം കെട്ടിയുറപ്പിക്കൽ: ദുർബലതകൾ അടച്ച് സുരക്ഷ ശക്തിപ്പെടുത്തുന്നു

നമ്മുടെ ഡിജിറ്റൽ ലോകത്ത്, സിസ്റ്റങ്ങളും നെറ്റ് വർക്കുകളും സൈബർ ആക്രമണങ്ങളുടെ നിരന്തര ഭീഷണി നേരിടുന്നു. ഈ ഭീഷണികളെ പ്രതിരോധിക്കാൻ ഒരു പ്രധാന പ്രതിരോധ നടപടിയാണ് സുരക്ഷാ കവചം കെട്ടിയുറപ്പിക്കൽ (Security Hardening) അഥവാ കരുത്തുകൂട്ടൽ. ഇതിന്റെ കൂടെ ദുർബലതകൾ അടച്ച് സുരക്ഷ ശക്തിപ്പെടുത്തുന്നതിനുള്ള പ്രക്രിയയായ വൾനറബിലിറ്റി പാച്ചിംഗും (Vulnerability Patching) ഒത്തുചേർന്ന് നമ്മുടെ ഡിജിറ്റൽ ഭവനങ്ങൾ സുരക്ഷിതമാക്കുന്നു.

സുരക്ഷാ കവചം കെട്ടിയുറപ്പിക്കൽ: അപകടങ്ങളെ അകറ്റുന്നു

സുരക്ഷാ കവചം കെട്ടിയുറപ്പിക്കൽ എന്നത് സിസ്റ്റം ക്രമീകരണങ്ങൾ ഇറക്കി സുരക്ഷാ നിലവാരം ഉയർത്തുന്ന പ്രക്രിയയാണ്. ഇതിൽ ഉൾപ്പെടുന്ന കാര്യങ്ങൾ:

- അനാവശ്യ സേവനങ്ങൾ നിർത്തലാക്കൽ: സിസ്റ്റത്തിൽ ഉപയോഗിക്കാത്ത സേവനങ്ങളെ നിർത്തലാക്കി ആക്രമണങ്ങൾക്കുള്ള പ്രതലം കുറയ്ക്കുന്നു.

- കണക്കുകൾ (Accounts) പരിമിതപ്പെടുത്തൽ: സിസ്റ്റത്തിലെ ആക്സസ്

അനുമതിയുള്ള ഉപയോക്താക്കളുടെ എണ്ണം പരിമിതപ്പെടുത്തി അനധികൃത പ്രവേശനം തടയുന്നു.

- പ്രിവിലേജുകൾ നിയന്ത്രിക്കൽ: ഉപയോക്താക്കൾക്ക് ആവശ്യമായ കുറഞ്ഞ അധികാരങ്ങൾ മാത്രം നൽകി സിസ്റ്റത്തിലെ മാറ്റങ്ങൾ നിയന്ത്രിക്കുന്നു.

- സോഫ്റ്റ്‌വെയർ അപ്‌ഡേറ്റുകൾ: സോഫ്റ്റ്‌വെയർ അപ്‌ഡേറ്റുകൾ കൃത്യസമയത്ത് ഇൻസ്റ്റാൾ ചെയ്ത് അറിയപ്പെട്ട ദുർബലതകൾ പരിഹരിക്കുന്നു.

- കോൺഫിഗറേഷൻ ബലപ്പെടുത്തൽ: സുരക്ഷിത കോൺഫിഗറേഷൻ ക്രമീകരണങ്ങൾ ഉപയോഗിച്ച് സിസ്റ്റത്തിന്റെ പ്രതിരോധം വർദ്ധിപ്പിക്കുന്നു.

സുരക്ഷാ കവചം കെട്ടിയുറപ്പിക്കുന്നതിലൂടെ സിസ്റ്റത്തിന്റെ അടിസ്ഥാന സുരക്ഷ വർദ്ധിപ്പിക്കുകയും ആക്രമണങ്ങൾക്കുള്ള സാധ്യത കുറയ്ക്കുകയും ചെയ്യുന്നു.

വൾനറബിലിറ്റി പാച്ചിംഗ്: പ്രതിരോധത്തിന്റെ അപ്‌ഡേറ്റുകൾ

സോഫ്റ്റ്‌വെയർ ദുർബലതകൾ, സൈബർ കുറ്റകൃത്യക്കാർക്ക് സിസ്റ്റങ്ങളിലേക്ക് കടന്നുകയറാനുള്ള വാതിലുകൾ തുറക്കുന്നു.

ഡിജിറ്റൽ കരുത്തുറ്റി: പ്രതിരോധശേഷിയുള്ളതും സുരക്ഷിതവുമായ നെറ്റ്‌വർക്കുകൾ നിർമ്മിക്കുന്നു

നമ്മുടെ ഡിജിറ്റൽ ലോകത്തിന്റെ നട്ടെല്ലാണ് നെറ്റ്‌വർക്കുകൾ. വിവരങ്ങളുടെയും ആശയവിനിമയങ്ങളുടെയും ഞരമ്പുകളാണിവ. എന്നാൽ, ഈ നെറ്റ്‌വർക്കുകൾ നിരന്തരം സൈബർ ഭീഷണികളുടെ കാടിന് കീഴിലാണ്. ഹാക്കർമാർ, മാലിഷ്യസ് വെയർ, ഡാറ്റാ മോഷ്ടാക്കൾ തുടങ്ങിയ ഭീഷണികളെ പ്രതിരോധിച്ച് കരുത്തുറ്റിയും സുരക്ഷിതവുമായ നെറ്റ്‌വർക്കുകൾ നിർമ്മിക്കേണ്ടത് അനിവാര്യമാണ്.

ഈ ലേഖനത്തിൽ, പ്രതിരോധശേഷിയുള്ളതും സുരക്ഷിതവുമായ നെറ്റ്‌വർക്കുകൾ നിർമ്മിക്കുന്നതിനുള്ള പ്രധാന തന്ത്രങ്ങൾ നമുക്ക് പരിശോധിക്കാം.

1. പ്രതിരോധത്തിന്റെ പലതട്ടുകൾ:

ഒരു നെറ്റ്‌വർക്കിന്റെ സുരക്ഷ ഏകീകൃത സമീപനം ആവശ്യപ്പെടുന്നു. പ്രതിരോധത്തിന്റെ വിവിധ പടികൾ ഒന്നിച്ച് പ്രവർത്തിക്കുകയുമാണ് വേണ്ടത്.

- നെറ്റ്‌വർക്ക് സെഗ്മെന്റേഷൻ: നെറ്റ്‌വർക്കിനെ ഉപവിഭാഗങ്ങളായി തിരിച്ച് സെൻസിറ്റീവ് വിവരങ്ങൾ സംരക്ഷിക്കുക.

- ഫയർവാളുകൾ: നെറ്റ്‌വർക്കിലേക്കും പുറത്തേക്കുമുള്ള ട്രാഫിക്കിനെ നിയന്ത്രിക്കുകയും അനധികൃത പ്രവേശനം തടയുകയും ചെയ്യുക.

- ഇൻട്രൂഷൻ ഡിറ്റക്ഷൻ ആൻഡ് പ്രവൻഷൻ സിസ്റ്റങ്ങൾ (IDS/IPS): സംശയാസ്പദ പ്രവർത്തനങ്ങൾ കണ്ടെത്തി തടയുക.

- നെറ്റ്‌വർക്ക് ആക്സസ് നിയന്ത്രണം: നെറ്റ് വർക്കിലേക്കുള്ള ആക്സസ് ആരാണ് ഉള്ളതെന്ന് നിയന്ത്രിക്കുക.

- വൾനറബിലിറ്റി മാനേജ്മെന്റ്: സോഫ്റ്റ്‌വെയർ ദുർബലതകൾ കണ്ടെത്തി അടയ്ക്കുക.

- ഡാറ്റാ എൻക്രിപ്ഷൻ: സെൻസിറ്റീവ് വിവരങ്ങൾ സംരക്ഷിക്കുന്നതിനായി എൻക്രിപ്ഷൻ ഉപയോഗിക്കുക.

- പതിവ് ബാക്കപ്പുകൾ: ഡാറ്റാ നഷ്ടപ്പെട്ടാലും വീണ്ടെടുക്കാൻ കഴിയുന്ന രീതിയിൽ ബാക്കപ്പ് കൾ എടുക്കുക.

2. പ്രതിരോധത്തിന്റെ കാതൽ: ശക്തമായ സുരക്ഷാ നയങ്ങൾ:

നല്ല നെറ്റ്‌വർക്ക് സുരക്ഷയ്ക്ക് ശക്തമായ സുരക്ഷാ നയങ്ങൾ അനിവാര്യമാണ്. ഈ നയങ്ങൾ ഉൾപ്പെടുന്നവ:

- പാസ്‌വേഡ് നയങ്ങൾ: ശക്തമായ പാസ്‌വേഡുകൾ ഉപയോഗിക്കാനും പതിവായി മാറ്റാനും ഉപയോക്താക്കളെ പ്രോത്സാഹിപ്പിക്കുക.

Chapter 9: Ethical Hacking Exercises and Simulations:

- Real-world scenarios and case studies in ethical hacking

- Virtual labs and practice environments for skill development

- Capture the flag (CTF) competitions and challenges

- Preparing for cybersecurity certifications

Chapter 9: Ethical Hacking Exercises and Simulations:

അധ്യായം 9: എത്തിക്കൽ ഹാക്കിംഗ് വ്യായാമങ്ങളും സിമുലേഷനുകളും

യഥാർത്ഥ ലോകത്ത് നന്മയുടെ ഹാക്കർമാർ: എഥിക്കൽ ഹാക്കിംഗിന്റെ കഥകൾ

സൈബർ ലോകത്ത് രണ്ട് തരം ഹാക്കർമാരെ നമുക്ക് കാണാം - ഇരുട്ടിലൊളിച്ച് നുഴഞ്ഞുകയറുന്ന കള്ളന്മാരും വെളിച്ചം പകർന്ന് സുരക്ഷ കരുത്തുറ്റിയാക്കുന്ന നായകന്മാരും. രണ്ടാമത്തെ വിഭാഗത്തിൽപ്പെടുന്നവരാണ് എഥിക്കൽ ഹാക്കർമാർ. അവർ നിയമപരമായും സമ്മതയോടെയും കമ്പ്യൂട്ടർ സിസ്റ്റങ്ങളുടെയും നെറ്റ്‌വർക്കുകളുടെയും ദുർബലതകൾ കണ്ടെത്തി അടയ്ക്കുന്നു. ഈ ലേഖനത്തിൽ, യഥാർത്ഥ ലോകത്ത് എഥിക്കൽ ഹാക്കിംഗ് എങ്ങനെ പ്രയോഗിക്കപ്പെടുന്നുവെന്നും അതിന്റെ വിജയകഥകൾ നമുക്ക് പരിശോധിക്കാം.

കേസ് സ്റ്റഡി 1: സുരക്ഷിതമായ തിരഞ്ഞെടുപ്പുകൾക്കായി എഥിക്കൽ ഹാക്കിംഗ്

2016-ലെ യുഎസ് പ്രസിഡന്റ് തിരഞ്ഞെടുപ്പിന് ശേഷം റഷ്യൻ ഇടപെടലിന്റെ ആരോപണങ്ങൾ

ഉയർന്നു. ഇതിനെത്തുടർന്ന്, 2020-ലെ തിരഞ്ഞെടുപ്പിന്റെ സുരക്ഷ വർദ്ധിപ്പിക്കാൻ അമേരിക്ക ഡിസംബർ 2019-ൽ "ഹാക്കി ദ ഹാക്ക്" എന്ന പേരിൽ ഒരു ബഗ് ബൗണ്ടി പ്രോഗ്രാം ആരംഭിച്ചു. ഈ പരിപാടിയിൽ, എഥിക്കൽ ഹാക്കർമാർക്ക് തിരഞ്ഞെടുപ്പുമായി ബന്ധപ്പെട്ട സോഫ്റ്റ്‌വെയർ, വെബ്‌സൈറ്റുകൾ തുടങ്ങിയവയിലെ ദുർബലതകൾ കണ്ടെത്തി റിപ്പോർട്ട് ചെയ്യാൻ അവസരം നൽകി. ഈ പ്രോഗ്രാമിലൂടെ നിരവധി ദുർബലതകൾ കണ്ടെത്തി പരിഹരിച്ചു, ഇത് 2020-ലെ തിരഞ്ഞെടുപ്പിന്റെ സുരക്ഷ വർദ്ധിപ്പിക്കുന്നതിന് സഹായകമായി.

കേസ് സ് സ്റ്റഡി 2: ആശുപത്രികളുടെ സൈബർ സുരക്ഷ കരുത്തുറ്റിയാക്കുന്നു

2020-ൽ, നോട്ടപെടിയൽ റാൻസംവെയർ ആക്രമണത്തിലൂടെ ലോകമെമ്പാടുമുള്ള നിരവധി ആശുപത്രികളുടെ കമ്പ്യൂട്ടർ സിസ്റ്റങ്ങൾ തടസ്സപ്പെട്ടു. ഈ ആക്രമണം രോഗികളുടെ രേഖകൾ ലോക്ക് ചെയ്യുകയും ചികിത്സയിൽ കാലതാമസം വരുത്തുകയും ചെയ്തു. ഈ സംഭവത്തെത്തുടർന്ന്, നിരവധി ആശുപത്രികൾ എഥിക്കൽ ഹാക്കർമാരുടെ സഹായം തേടി സുരക്ഷാ നടപടികൾ കർശനമാക്കി. എഥിക്കൽ ഹാക്കർമാർ ആശുപത്രികളുടെ നെറ്റ്‌വർക്കുകളിൽ നുഴഞ്ഞുകയറി ദുർബലതകൾ കണ്ടെത്തി അടയ്ക്കുകയും സുരക്ഷാ നടപടികൾ

ശക്തിപ്പെടുത്താൻ ശുപാർശകൾ നൽകുകയും ചെയ്തു.

ശക്തിപ്പെടുത്താൻ ശുപാർശകൾ നൽകുകയും ചെയ്തു.

കൈയിലെ കളരി: വൈദഗ്ധ്യങ്ങൾ വളർത്തുന്ന വെർച്വൽ ലാബുകളും പ്രാക്ടീസ് പരിതസ്ഥിതികളും

നൈപുണ്യങ്ങൾ നേടാനും കഴിവുകൾ തെളിയിക്കാനും ഇന്ന് നിർണായകമായ ഒരു കാലഘട്ടത്തിലാണ് നാം ജീവിക്കുന്നത്. ഈ ലക്ഷ്യം സാധിക്കുന്നതിന് പരമ്പരാഗത പഠന രീതികൾക്കൊപ്പം വളരെ ഫലപ്രദമായ ഒരു ഉപകരണമാണ് വെർച്വൽ ലാബുകളും പ്രാക്ടീസ് പരിതസ്ഥിതികളും. ഈ ലേഖനത്തിൽ, വൈദഗ്ധ്യങ്ങൾ വളർത്തുന്നതിനും പരിചയപ്പെടുത്തുന്നതിനും വിവിധ മേഖലകളിൽ വെർച്വൽ ലാബുകൾ എങ്ങനെ പ്രയോജനകരമാണെന്ന് നമുക്ക് പരിശോധിക്കാം.

വെർച്വൽ ലാബുകൾ: എന്താണിത്?

ഒരു വെർച്വൽ ലാബ് എന്ബത് യഥാർത്ഥ ലബോറട്ടറിയുടെ ഒരു സിമുലേഷനാണ്. ഇത് കമ്പ്യൂട്ടറിൽ സോഫ്റ്റ്‌വെയർ ഉപയോഗിച്ച് സൃഷ്ടിക്കപ്പെട്ട ഒരു പരിതസ്ഥിതിയാണ്, അവിടെ ഉപയോക്താക്കൾക്ക് യഥാർത്ഥ ഉപകരണങ്ങളും സെറ്റിംഗുകളും അനുകരിച്ചാണ് പരിശീലനം നടത്താൻ കഴിയുക. ഈ ലാബിൽ ഉപയോക്താക്കൾക്ക് വിവിധ പ്രവർത്തനങ്ങൾ ചെയ്യാൻ കഴിയും, ഉദാഹരണത്തിന്:

- സോഫ്റ്റ്‌വെയർ പ്രോഗ്രാമുകൾ ഇൻസ്റ്റാൾ ചെയ്ത് ഉപയോഗിക്കുക

- നെറ്റ്‌വർക്ക് കോൺഫിഗറേഷനുകൾ പരീക്ഷിക്കുക

- ഹാർഡ്‌വെയർ ഉപകരണങ്ങൾ സിമുലേറ്റ് ചെയ്ത് പ്രവർത്തിപ്പിക്കുക

- റിയൽ-ടൈം ഫീഡ്ബാക്ക് നേടുകയും തെറ്റുകളിൽ നിന്ന് പഠിക്കുകയും ചെയ്യുക

വൈദഗ്ധ്യ വികസനത്തിനുള്ള ശക്തമായ ഉപകരണം:

വെർച്വൽ ലാബുകൾ വിവിധ മേഖലകളിൽ വൈദഗ്ധ്യങ്ങൾ വികസിപ്പിക്കുന്നതിന് ഒഴിച്ചുകൂടാത്ത കാര്യമാണ്. അവ എങ്ങനെ ഗുണകരമാണ് എന്ന് നോക്കാം:

- IT & Cybersecurity: IT രംഗത്ത്, വിദ്യാർത്ഥികൾക്ക് നെറ്റ്‌വർക്കിംഗ്, സൈബർ സുരക്ഷ, സോഫ്റ്റ് വെയർ വികസനം തുടങ്ങിയ മേഖലകളിൽ പരിചയം നേടാനും പ്രായോഗിക അനുഭവം നേടാനും വെർച്വൽ ലാബുകൾ സഹായിക്കുന്നു. യഥാർത്ഥ ഉപകരണങ്ങളിൽ പരീക്ഷിക്കുന്നതിനുണ്ടാകുന്ന റിസ്കില്ലാതെ തന്നെ വിവിധ സാഹചര്യങ്ങൾ പരീക്ഷിക്കാനും പഠിക്കാനും ഇത് അവസരം നൽകുന്നു.

- Engineering & Science: എഞ്ചിനീയറിംഗ്, ശാസ്ത്ര മേഖലകളിൽ വിദ്യാർത്ഥികൾക്ക് ഫിസിക്‌, കെമിസ്ട്രി, ഇലക്ട്രിക്കൽ എഞ്ചിനീയറിംഗ് തുടങ്ങിയ വിഷയങ്ങളിൽ പ്രായോഗിക

പരീക്ഷണങ്ങൾ നടത്താൻ വെർചൽ ലാബുകൾ സഹായിക്കുന്നു.

കൊടികയറ്റം: സൈബർ ലോകത്തെ രസകരവും വെല്ലുവിളികളും നിറഞ്ഞ മത്സരങ്ങൾ

സൈബർ സുരക്ഷ ലോകത്ത് തന്ത്രപരവും ആവേശകരവുമായ ഒരു മത്സരമുണ്ട് - "കൊടികയറ്റം" (Capture the Flag - CTF) മത്സരങ്ങൾ. ഹാക്കിംഗിന്റെ നേർവിപരീത ധർമ്മമാണിത്. നിയമപരമായും സമ്മതയോടെയും സുരക്ഷാ ദ്വാരങ്ങൾ കണ്ടെത്തി പരിഹരിക്കുന്നതിലൂടെ ഈ മത്സരങ്ങൾ നിങ്ങളുടെ സൈബർ കഴിവുകൾ പരീക്ഷിക്കുകയും വളർത്തുകയും ചെയ്യുന്നു.

ഈ ലേഖനത്തിൽ, CTF മത്സരങ്ങൾ എന്താണെന്നും അവ എങ്ങനെ പ്രവർത്തിക്കുന്നുവെന്നും എന്തുകൊണ്ട് നിങ്ങൾ പങ്കെടുക്കണമെന്നും നമുക്ക് പരിശോധിക്കാം.

എന്താണ് CTF മത്സരങ്ങൾ?

CTF മത്സരങ്ങൾ ടീമുകളോ വ്യക്തികളോ തമ്മിലുള്ള മത്സരങ്ങളാണ്. ഓരോ ടീമിനും സംഘാടകർ നൽകുന്ന ഏതെങ്കിലും രീതിയിലുള്ള ചോദ്യങ്ങൾ പരിഹരിച്ച് "കൊടികൾ" കണ്ടെത്തേണ്ടതാണ്. കൊടികൾ സാധാരണയായി ഫയലുകളിലോ രഹസ്യ കോഡുകളിലോ മറഞ്ഞിരിക്കുന്ന ടെക്സ്റ്റ് സ്ട്രീങ്ങുകളാണ്. ചോദ്യങ്ങൾ വിവിധ സൈബർ

സുരക്ഷ മേഖലകളിൽ നിന്നാണ് വരുന്നത്, ഉദാഹരണത്തിന്:

- Reverse Engineering: സോഫ്റ്റ്‌വെയർ അല്ലെങ്കിൽ ഡാറ്റ വിശകലനം ചെയ്ത് അതിന്റെ പ്രവർത്തനം മനസിലാക്കുക.

- Cryptography: രഹസ്യ കോഡുകൾ മറികടന്ന് വിവരങ്ങൾ വീണ്ടെടുക്കുക.

- Web Security: വെബ്‌സൈറ്റുകളിലെ ദുർബലതകൾ കണ്ടെത്തുക.

- Network Security: നെറ്റ്‌വർക്കുകളിലെ ദുർബലതകൾ കണ്ടെത്തുക.

ചോദ്യങ്ങൾ പരിഹരിച്ച് കൊടികൾ കണ്ടെത്തുന്ന ടീമിന് ഏറ്റവും കൂടുതൽ പോയിന്റുകൾ ലഭിക്കുന്നു, അവർ വിജയികളാകുന്നു. മത്സരങ്ങൾ സാധാരണയായി ഓൺലൈനിലാണ് നടക്കുന്നത്, പക്ഷേ ചിലത് ഹാക്ക്ആതോണുകൾ പോലെ ഓഫ്‌ലൈനിലും നടക്കാറുണ്ട്.

CTF മത്സരങ്ങളിൽ പങ്കെടുക്കുന്നതിന്റെ ഗുണങ്ങൾ:

CTF മത്സരങ്ങൾ സൈബർ സുരക്ഷ കഴിവുകൾ വികസിപ്പിക്കുന്നതിനും പരിചയപ്പെടുത്തുന്നതിനും ഒരു മികച്ച അവസരമാണ്. അവ എങ്ങനെ ഗുണകരമാണ് എന്നത് നോക്കാം:

- പ്രായോഗിക പരിചയം: സൈബർ സുരക്ഷ പഠനം സൈദ്ധാന്തികമായിരിക്കുമ്പോൾ, CTF മത്സരങ്ങൾ യഥാർത്ഥ ലോക സാഹചര്യങ്ങളിൽ കഴിവുകൾ പ്രയോഗിക്കാൻ അവസരം നൽകുന്നു.

സൈബർ സുരക്ഷ സർട്ടിഫിക്കേഷനുകൾ: കീഴടക്കാനുള്ള കൊടുമുനികൾ

സൈബർ സുരക്ഷ ലോകത്ത്, കഴിവുകളും അറിവും തെളിയിക്കാനുള്ള ഫലപ്രദമായ രീതിയാണ് പ്രൊഫഷണൽ സർട്ടിഫിക്കേഷനുകൾ. ഈ സർട്ടിഫിക്കേഷനുകൾ തൊഴിൽ വിപണിയിൽ മികച്ച അവസരങ്ങൾ തുറക്കുകയും ശമ്പള വർദ്ധനവിന് സഹായിക്കുകയും ചെയ്യുന്നു. എന്നാൽ, ഈ പരീക്ഷകൾക്ക് തയ്യാറെടുക്കുന്നത് വെല്ലുവിളി നിറഞ്ഞ കാര്യമാണ്. ഈ ലേഖനത്തിൽ, സൈബർ സുരക്ഷ സർട്ടിഫിക്കേഷനുകൾക്കായി വിജയകരമായി തയ്യാറെടുക്കുന്നതിനുള്ള പ്രായോഗിക നുറുങ്ങുകൾ നമുക്ക് പങ്കുവയ്ക്കാം.

1. നിങ്ങളുടെ ലക്ഷ്യം നിർണ്ണയിക്കുക:

സൈബർ സുരക്ഷ രംഗത്ത് നിരവധി സർട്ടിഫിക്കേഷനുകൾ ലഭ്യമാണ്. നിങ്ങളുടെ താൽപ്പര്യങ്ങളും കരിയർ പാതയും കണക്കിലെടുത്ത് ശരിയായ സർട്ടിഫിക്കേഷൻ തിരഞ്ഞെടുക്കുന്നത് പ്രധാനമാണ്. ചില പ്രശസ്ത സർട്ടിഫിക്കേഷനുകൾ ഇവയാണ്:

- CompTIA Security+
- Certified Ethical Hacker (CEH)
- Certified Information Systems Security Professional (CISSP)

- Certified Information Security Manager (CISM)

- Offensive Security Certified Professional (OSCP)

ഓരോ സർട്ടിഫിക്കേഷനും വ്യത്യസ്ത കഴിവുകൾ തെളിയിക്കുന്നു, അതിനാൽ നിങ്ങളുടെ കരിയർ ആഗ്രഹങ്ങൾക്ക് ഏറ്റവും അനുയോജ്യമായത് തിരഞ്ഞെടുക്കുക.

2. പഠന സാമഗ്രി കണ്ടെത്തുക:

നിങ്ങൾ തിരഞ്ഞെടുത്ത സർട്ടിഫിക്കേഷനുമായി ബന്ധപ്പെട്ട വിപുലമായ പഠന സാമഗ്രി ലഭ്യമാണ്. ചില പ്രധാന ഉറവിടങ്ങൾ ഇവയാണ്:

- പുസ്തകങ്ങൾ: നിങ്ങളുടെ സർട്ടിഫിക്കേഷന്റെ ഔദ്യോഗിക പഠന ഗൈഡുകൾ ഉൾപ്പെടെ വിവിധ പുസ്തകങ്ങൾ ലഭ്യമാണ്.

- ഓൺലൈൻ കോഴ്സുകൾ: Udemy, Coursera, Pluralsight തുടങ്ങിയ പ്ലാറ്റ്ഫോമുകളിൽ നിരവധി ഓൺലൈൻ കോഴ്സുകൾ ലഭ്യമാണ്.

- വെബ്സൈറ്റുകൾ: SANS Institute, National Initiative for Cybersecurity Education (NICE), Open Web Application Security Project (OWASP) തുടങ്ങിയ വെബ് സൈറ്റുകൾ വിപുലമായ വിവരങ്ങൾ നൽകുന്നു.

ഒന്നിലധികം പഠന ഉറവിടങ്ങൾ ഉപയോഗിക്കുന്നത് വിഷയം വിവിധ

വീക്ഷണങ്ങളിൽ നിന്ന് മനസ്സിലാക്കാൻ സഹായിക്കും.

Chapter 10: The Future of Ethical Hacking:

- Emerging trends and technologies in cybersecurity
- Artificial intelligence and machine learning in hacking
- The evolving threat landscape and new attack vectors

Chapter 10: The Future of Ethical Hacking:

അധ്യായം 10: എത്തിക്കൽ ഹാക്കിങ്ങിന്റെ ഭാവി

സൈബർ സുരക്ഷയുടെ മാറുന്ന മുഖം: ഉയർന്നുവരുന്ന പ്രവണതകളും സാങ്കേതികവിദ്യകളും

നമ്മുടെ ഡിജിറ്റൽ ലോകത്ത്, സൈബർ സുരക്ഷ പോലെ നിരന്തരം പരിണാമം ചെയ്യുന്ന ഒരു മേഖല വേറെയില്ല. സൈബർ കുറ്റകൃത്യക്കാർ പുതിയ തന്ത്രങ്ങൾ ആവിഷ്കരിക്കുമ്പോൾ, സുരക്ഷാ വിദഗ്ധർ ഈ ഭീഷണികളെ പ്രതിരോധിക്കാൻ പുതിയ സാങ്കേതികവിദ്യകളും രീതികളും വികസിപ്പിച്ചുകൊണ്ടിരിക്കുന്നു. ഈ ലേഖനത്തിൽ, സൈബർ സുരക്ഷ മേഖലയിലെ ഏറ്റവും പ്രധാനപ്പെട്ട ഉയർന്നുവരുന്ന പ്രവണതകളും സാങ്കേതികവിദ്യകളും നമുക്ക് പരിശോധിക്കാം.

1. കൃത്രിമ ബുദ്ധി (AI) & മെഷീൻ ലearning (ML):

AIയും MLയും സൈബർ സുരക്ഷയിൽ വിപ്ലവം സൃഷ്ടിക്കുന്നു. ഭീഷണികൾ കണ്ടെത്തി തടയുന്നതിനായി AI-പവർഡ് ആക്രമണ-കണ്ടെത്തൽ സിസ്റ്റങ്ങൾ ഉപയോഗിക്കുന്നു. ML അൽഗോരിതങ്ങൾ അസാധാരണ

പ്രവർത്തനങ്ങൾ കണ്ടെത്തി സൈബർ ആക്രമണങ്ങൾ തടയാൻ സഹായിക്കുന്നു.

2. ക്ലൗഡ് സുരക്ഷ:

കൂടുതൽ കൂടുതൽ കമ്പനികൾ ക്ലൗഡ് സേവനങ്ങളിലേക്ക് മാറുന്നതിനനുസരിച്ച് ക്ലൗഡ് സുരക്ഷയുടെ പ്രാധാന്യം വർദ്ധിക്കുന്നു. ക്ലൗഡ് സേവന ദാതാക്കൾ ഡാറ്റാ സംരക്ഷണത്തിനായി പുതിയ സുരക്ഷാ നടപടികൾ വികസിപ്പിച്ചുകൊണ്ടിരിക്കുമ്പോൾ, ക്ലൗഡ് ഉപയോഗിക്കുന്ന കമ്പനികൾ അവരുടെ ഡാറ്റ സുരക്ഷിതമാണെന്ന് ഉറപ്പുവരുത്താൻ ശ്രദ്ധിക്കേണ്ടതുണ്ട്.

3. ഇന്റർനെറ്റ് ഓഫ് തിംഗ്സ് (IoT) സുരക്ഷ:

IoT ഉപകരണങ്ങളുടെ എണ്ണം വർദ്ധിക്കുന്നതിനനുസരിച്ച് ഹാക്കർമാർക്ക് പുതിയ ആക്രമണ പ്രതലങ്ങൾ തുറന്നുകൊടുക്കുന്നു. IoT ഉപകരണങ്ങൾ സുരക്ഷിതമായി രൂപകൽപ്പന ചെയ്യേണ്ടതുണ്ട്, കൂടാതെ ഹാക്കിംഗിൽ നിന്ന് അവയെ സംരക്ഷിക്കാൻ ശക്തമായ നെറ്റ്‌വർക്ക് സുരക്ഷ നടപടികൾ ആവശ്യമാണ്.

4. ബ്ലോക്ക്ചെയിൻ സാങ്കേതികവിദ്യ:

ബ്ലോക്ക്ചെയിൻ സാങ്കേതികവിദ്യ ഡാറ്റാ സുരക്ഷയ്ക്കും വിശ്വാസയോഗ്യതയ്ക്കും

വാഗ്ദാനങ്ങൾ നൽകുന്നു. ബ്ലോക്ക്ചെയിൻ ഉപയോഗിച്ച് സൈബർ സുരക്ഷാ സൊല്യൂഷനുകൾ വികസിപ്പിച്ചുകൊണ്ടിരിക്കുന്നു, ഡാറ്റാ കൂടുതൽ സുരക്ഷിതവും ട്രാക്ക് ചെയ്യാൻ എളുപ്പവുമാക്കാൻ സഹായിക്കുന്നു.

ഹാക്കിംഗിന്റെ മൂർച്ച കൂട്ടുന്ന വിവേകം: കൃത്രിമബുദ്ധിയും മെഷീൻ ലേണിംഗും സൈബർ ലോകത്ത്

സൈബർ ലോകത്ത് പോർക്കളം നടത്തുന്ന കള്ളന്മാർ മാത്രമല്ല ഹാക്കർമാർ. നിയമപരവും സമ്മതയോടെയും സുരക്ഷാ പാടുകൾ തുറന്നുകാട്ടി സംവിധാനങ്ങളെ കരുത്തുറ്റിയാക്കുന്ന നായകന്മാരുമുണ്ട്. ഈ ലേഖനത്തിൽ, ഹാക്കിംഗിന്റെ ഗെയിമിൽ ചരങ്ങൾ നീക്കുന്ന രണ്ട് ശക്തമായ കരുക്കളെ നമുക്ക് പരിചയപ്പെടുത്താം - കൃത്രിമബുദ്ധി (Artificial Intelligence - AI) യും മെഷീൻ ലേണിംഗും (Machine Learning - ML).

AI & ML: സുരക്ഷാ ഭീഷണികളുടെ പുതിയ കൂട്ടാളി:

ഹാക്കർമാർ AIയുടെയും MLയുടെയും കഴിവുകൾ പ്രയോജനപ്പെടുത്തി പുതിയതും അപകടകരവുമായ ആക്രമണ രീതികൾ വികസിപ്പിച്ചുകൊണ്ടിരിക്കുന്നു. എങ്ങനെയെന്നൊന്ന് നോക്കാം:

- സോഷ്യൽ എഞ്ചിനീയറിംഗ്: AI ഉപയോഗിച്ച് വ്യക്തിപരമായ വിവരങ്ങൾ ശേഖരിച്ച് ഫിഷിംഗ് ആക്രമണങ്ങൾ ഇഷ്ടാനുസൃതമാക്കാം. കൂടാതെ, deepfake സാങ്കേതികവിദ്യ ഉപയോഗിച്ച് വിശ്വസനീയമായ

വ്യാജ വീഡിയോകളും ശബ്ദങ്ങളും സൃഷ്ടിച്ച് ആളുകളെ കബളിപ്പിക്കുകയും ചെയ്യാം.

• മെഷീൻ ലേണിംഗ് അധിഷ്ഠിത മാൽവെയർ: ML ഉപയോഗിച്ച് ആന്റി-വൈറസ് സോഫ്റ്റ് വെയറുകൾ കബളിപ്പിച്ച് സിസ്റ്റങ്ങളിലേക്ക് കടന്നുകയറാൻ കഴിവുള്ള മാൽവെയർ സൃഷ്ടിക്കാൻ കഴിയും. ഈ മാൽവെയർ നിങ്ങളുടെ പ്രവർത്തനങ്ങൾ പഠിച്ച് അതിനനുസരിച്ച് രൂപമാറ്റം ചെയ്യാനും കഴിയും.

• ബ്രൂട്ട് ഫോഴ്സ് ആക്രമണങ്ങൾ: ML ഉപയോഗിച്ച് പാസ്‌വേഡുകൾ ഊഹിക്കാനുള്ള കാര്യക്ഷമത വർദ്ധിപ്പിക്കുകയും കുറഞ്ഞ സമയത്തിനുള്ളിൽ സിസ്റ്റങ്ങളിലേക്ക് പ്രവേശനം നേടുകയും ചെയ്യാം.

AI & ML: സുരക്ഷാ കവചത്തിന്റെ ശക്തി:

എന്നാൽ, ഹാക്കർമാർക്കുള്ള ആയുധങ്ങൾ മാത്രമല്ല AIയും MLയും. സൈബർ സുരക്ഷ വിദഗ്ധർ ഈ സാങ്കേതികവിദ്യകൾ പ്രയോജനപ്പെടുത്തി ശക്തമായ പ്രതിരോധ കവചങ്ങൾ നിർമ്മിക്കുന്നു:

• അപകടകരമായ പ്രവർത്തനങ്ങൾ കണ്ടെത്തൽ: AI ഉപയോഗിച്ച് സാധാരണമല്ലാത്ത നെറ്റ്‌വർക്ക് പ്രവർത്തനങ്ങൾ കണ്ടെത്തി സൈബർ ആക്രമണങ്ങൾ തടയാൻ കഴിയും. ML അൽഗോരിതങ്ങൾ ഘട്ടംഘട്ടമായ ആക്രമണ

ശ്രമങ്ങൾ തിരിച്ചറിഞ്ഞ് മുന്നറിയിപ്പ് നൽകുകയും ചെയ്യും.

മാറുന്ന ഭീഷണി ഭൂപടം: സൈബർ ലോകത്തെ പുതിയ ആക്രമണ തന്ത്രങ്ങൾ

നമ്മുടെ ഡിജിറ്റൽ ലോകത്ത് നിരന്തരം മാറിക്കൊണ്ടിരിക്കുന്ന ഒന്നാണ് സൈബർ ഭീഷണികൾ. ഇന്നലെ കാര്യക്ഷമമായിരുന്ന പ്രതിരോധ നടപടികൾ ഇന്ന് നിഷ്ഫലമാകാം. ഈ ലേഖനത്തിൽ, സൈബർ ഭീഷണി ഭൂപടത്തിലെ ഏറ്റവും പുതിയ പ്രവണതകളും ആക്രമണ തന്ത്രങ്ങളും നമുക്ക് പരിശോധിക്കാം.

1. വിതരണ ശൃംഖല സമാധാനം (Supply Chain Attacks):

സോഫ്റ്റ്‌വെയർ വിതരണ ശൃംഖലയുടെ ഏതെങ്കിലും ഘട്ടത്തിൽ കടന്നുകയറി പ്രശ്നങ്ങൾ സൃഷ്ടിക്കുന്ന അപകടകരമായ ആക്രമണ രീതിയാണിത്. ഹാക്കർമാർ ഒരു കമ്പനിയുടെ സോഫ്റ്റ്‌വെയറിൽ ദുർബലതകൾ ചേർത്ത് ആയിരക്കണക്കിന് ഉപയോക്താക്കളുടെ സിസ്റ്റങ്ങളിലേക്ക് ആക്രമണം നടത്താൻ ഇത് ഉപയോഗിക്കുന്നു.

2. റാൻസംവെയർ 2.0:

ഫയലുകൾ എൻക്രിപ്റ്റ് ചെയ്ത് റാക്കൂത്തലി നടത്തുന്ന പരമ്പരാഗത റാൻസംവെയർ ആക്രമണങ്ങൾക്കൊപ്പം, വിവേകം കൂടിയ പുതിയ റാൻസംവെയർ രീതികൾ പ്രത്യക്ഷപ്പെടുന്നു. ഡാറ്റ ചോർത്തെടുക്കുകയും

പ്രസിദ്ധീകരിക്കുമെന്ന് ഭീഷണിപ്പെടുത്തിയും രഹസ്യ വിവരങ്ങൾക്ക് വേണ്ടി ആക്രമിക്കുന്നതാണ് ഇതിൽ ഒന്ന്.

3. ഫിഷിംഗ് ആക്രമണങ്ങളുടെ പരിണാമം:

ഫിഷിംഗ് ഇമെയിലുകൾ കൂടുതൽ സാങ്കേതികമായി പുരോഗമിക്കുകയാണ്. വ്യക്തിപരമായ വിവരങ്ങൾ ഉപയോഗിച്ച് ഫിഷിംഗ് ഇമെയിലുകൾ ഇഷ്ടാനുസൃതമാക്കാൻ ഹാക്കർമാർ AI ഉപയോഗിക്കുന്നു. ഡീപ്ഫേക്ക് സാങ്കേതികവിദ്യ ഉപയോഗിച്ച് വിശ്വസനീയമായ വ്യാജ വീഡിയോകളും സൃഷ്ടിച്ച് ആളുകളെ കബളിപ്പിക്കുന്നു.

4. ക്ലൗഡ് ആക്രമണങ്ങൾ വർദ്ധിക്കുന്നു:

കൂടുതൽ കൂടുതൽ കമ്പനികൾ ക്ലൗഡ് സേവനങ്ങളിലേക്ക് മാറുന്നതിനനുസരിച്ച് ക്ലൗഡ് ഇൻഫ്രാസ്ട്രക്ചർ ആക്രമണങ്ങൾ വർദ്ധിക്കുന്നു. കമ്പനികൾ ക്ലൗഡ് ദാതാക്കളുമായി സഹകരിച്ച് ശക്തമായ സുരക്ഷാ നടപടികൾ നടപ്പിലാക്കേണ്ടത് പ്രധാനമാണ്.

5. ഇന്റർനെറ്റ് ഓഫ് തിംഗ്സ് (IoT) ഭീഷണികൾ:

സ്മാർട്ട് ഹോമുകൾ, വസ്ത്രധാര്യ ആയുധങ്ങൾ തുടങ്ങിയ IoT ഉപകരണങ്ങളുടെ എണ്ണം വർദ്ധിക്കുന്നതിനനുസരിച്ച് ഹാക്കർമാർക്ക്

പുതിയ ആക്രമണ പ്രതലങ്ങൾ തുറന്നുകൊടുക്കുന്നു.